听 102 岁 护士讲述

医学实用小常识

赵桂香　武　琳　编　著

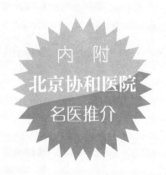

内　附
北京协和医院
名医推介

中国协和医科大学出版社

图书在版编目（CIP）数据

听 102 岁护士讲述医学实用小常识／赵桂香，武琳编著. —北京：中国协和医科大学出版社，2014.6

ISBN 978-7-5679-0087-5

Ⅰ. ①听⋯ Ⅱ. ①赵⋯ ②武⋯ Ⅲ. ①保健-基本知识 Ⅳ. ①R161

中国版本图书馆 CIP 数据核字（2014）第 086476 号

听 102 岁护士讲述医学实用小常识

编　　著：赵桂香　武　琳
责任编辑：许进力

出版发行：**中国协和医科大学出版社**
　　　　　（北京东单三条九号　邮编 100730　电话 65260378）
网　　址：www. pumcp. com
经　　销：新华书店总店北京发行所
印　　刷：北京佳艺恒彩印刷有限公司

开　　本：700×1000　1/16 开
印　　张：9
字　　数：100 千字
版　　次：2014 年 6 月第 1 版　　2014 年 6 月第 1 次印刷
印　　数：1—5000
定　　价：25.00 元

ISBN 978-7-5679-0087-5

编者的话

健康长寿是人们永恒的追求。

俗话说得好，"人吃五谷杂粮，哪有不生病的呢！"所有的人都会生病，只是轻重不同。因此，如何把疾病的危害降到最低，患病时如何合理用药，如何科学护理成为了我们每个人都应该掌握的知识和技能。

我 1913 年生于山西省榆次市，新中国成立前在金陵（即现在的南京）的一家医院从事护理工作，新中国成立后举家迁到北京，我成为了北京安贞医院（原北京市结核病医院）的一名护士，退休前一直从事医疗护理工作。今年（2014 年）我已经 102 岁了，身体还很硬朗，除了听力略微下降以外，身体其他功能都很正常。

周围的邻居、亲戚和朋友过来探望我时经常向我咨询长寿和健康的秘方。其实世上哪有什么灵丹妙药和长寿秘方呢？我只是把自己的一些心得和过去记录下的相关医学小常识告诉他们，尽力满足他们的需要。

我的孙女毕业于北京大学医学部，她劝我最好能把这些知识编撰成书，这样可以惠及更多的人。想想她的建议也不错，只是我现在年事已高，没法再把这些笔记亲自整理了，因此把这些的笔记转交给她，再口述一些相关内容，从而使文章更精确些。

希望这些知识对大家的健康生活有所帮助！

祝大家健康长寿！

编　者

2014 年 3 月

目　录

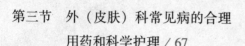

第一章
常见身体不适与相关疾病

身体不适是人们对自身的一种体验和感觉，医学术语叫做症状。身体不适有多种形式，有些可以主观感觉到，如疼痛、眩晕（属于症状）；有些主观感觉不到，但通过检查可以发现，如腹部包块、皮肤黏膜出血等（属于体征）。

当感觉身体不适时，我们该怎么办？首先，两种错误做法需改正。一种错误是"抗"；第二种错误是"忙"。第一种人身体不适时满不在乎，总觉得不过就是个头疼脑热，抗几天就好了。身体不适确实并不都是疾病，但往往与疾病有关，要明白有时疾病会越拖越重，从而给个人和家庭造成不必要的伤害，还会加重家庭经济负担。第二种做法则是另一个极端，不管哪里感觉不舒服，总是怀疑自己得了重病，甚至是不治之症，急急忙忙往医院跑，即使医生确诊没有什么重大疾患，还是嘀咕万一医生误诊怎么办。这两种行为都是不可取的，掌握一些科学的、与日常生活密切相关的医学知识是十分必要的。

本章尽量用最简短的语言告诉大家常见的一些身体不适可能与哪些常见疾病有关，让大家做到心里有数。有一些疾病临床症状表现比较复杂，本书限于篇幅，并未一一列出。此外，请大家一定要注意，是否患病，病情轻重以及身体不适的具体原因不能只看医书，疾病的确切诊断除了根据症状外，往往还需要实验室检查，也就是利用仪器设备的检验，所以身体不适时还是尽量到正规医院请医生检查确诊。

第一节 发 烧

发烧是俗称，医学术语为发热。发热是由于身体的体温调节中枢功能异常，体温升高超出了正常范围。

正常人体温一般为36~37℃，不同个体略有差异。一天内体温会稍有波动，一般下午较早晨稍高，进餐、剧烈运动也会使体温升高，但一般波动不超过1℃。妇女月经前及妊娠期体温会略高于正常。

分级

发热可分为四级。低热，37.3~38℃；中热，38.1~39℃；高热，39.1~41℃；超高热，41℃以上。

病因

发热的病因很多，可分为感染性和非感染性，以感染性多见。多种病原微生物与寄生虫感染都可以引起发热；非感染性发热病因则很复杂。发热的具体病因往往需结合伴随症状一起判断，根据伴随症状常见下列一些疾病。

1. 伴寒战：可见于肺炎、败血症、疟疾、急性胆囊炎、流行性脑脊髓膜炎等疾病。

2. 伴单纯疱疹：口唇单纯疱疹可见于肺炎、流行性脑脊髓膜炎、疟疾、流行性感冒等疾病。

3. 伴皮疹：常见于麻疹、猩红热、风疹、水痘、伤寒等疾病。

4. 伴出血：发热伴皮肤黏膜出血见于某些急性传染病和重症感染，如病毒性肝炎、伤寒、败血症等。某些血液病，如急性白血病、再生障碍性贫血等疾病两种症状也常出现。

5. 伴肝脾肿大：可见于病毒性肝炎、疟疾、白血病、淋巴瘤、血吸虫病等疾病。

6. 伴淋巴结肿大：可见于风疹、传染性单核细胞增多症、丝虫病、白血病、淋巴瘤、化脓性感染、转移癌等疾病。

7. 伴眼结膜充血：见于麻疹、流行性出血热、钩端螺旋体病、伤寒等疾病。

8. 伴关节肿痛：可见于败血症、猩红热、痛风等疾病。

9. 伴昏迷：先昏迷后发热常见于脑出血；先发热后昏迷可见于流行性乙型脑炎、伤寒、流行性脑脊髓膜炎、中毒性痢疾、中暑等疾病。

发热的具体表现及特点

1. 体温上升期：常有疲倦、肌肉酸痛、寒战、皮肤苍白等症状和（或）体征。体温上升有两种方式。

（1）缓升：体温逐渐上升，数天后达到高峰，多不伴寒战。可见于伤寒、肺结核等疾病。

（2）骤升：体温可在几小时内达到40℃左右，常伴有寒战。可见于肺炎、败血症、流行性感冒、疟疾等病。若患者是小儿，需先降温，以防惊厥。

2.高热期：体温到高峰后可持续一段时间，长短不一。伤寒可达数周；肺炎、感冒可持续数天；疟疾有时则只有几小时。

3.体温下降期：此期表现为出汗多、皮肤潮湿，体温逐渐恢复正常，是病因消除所致。体温下降也可分为急剧和缓慢两种，缓慢下降常见于伤寒、风湿热；急剧下降可见于疟疾、肺炎等疾病。

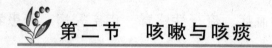

第二节　咳嗽与咳痰

咳嗽与咳痰是常见的临床症状。咳嗽并不全是病态表现，通过咳嗽可以清除呼吸道分泌物及异物，但频繁的咳嗽会影响工作与休息，则为病理状态。痰是气管、支气管或肺的渗出物，借助咳嗽排出体外称为咳痰。

病因

咳嗽与咳痰常常是呼吸道疾病和心血管疾病的临床症状，也与中枢神经因素和胸膜疾病有关。结合伴随症状常见下列一些疾病。

1. 咳嗽伴发热：多见于肺结核、胸膜炎、上、下呼吸道感染性疾病。

2. 咳嗽伴咯血：常见于肺结核、肺脓肿、支气管肺癌、支气管扩张等疾病。

3. 咳嗽伴大量脓痰：常见于支气管扩张、肺脓肿、肺囊肿等疾病。

4. 咳嗽伴呼吸困难：可见于喉水肿、喉肿瘤、支气管哮喘、肺炎、肺结核、慢性阻塞性肺疾病、气胸、肺水肿、肺淤血等疾病。

5. 咳嗽伴胸痛：常见于肺炎、肺栓塞、气胸、胸膜炎、支气管肺癌等疾病。

6. 咳嗽伴哮鸣音：常见于支气管哮喘、慢性阻塞性肺疾病、支气管炎、支气管肺癌等疾病。

具体表现及特点

咳嗽无痰或痰液很少为干咳，反之为湿性咳嗽，医生问诊时常常提及此问题。

咳嗽的时间与规律和疾病有一定关联，突发性咳嗽多见于吸入刺激性气体或异物，淋巴结肿大或肿瘤增生压迫气管也有类似症状；持续发作性咳嗽可见于支气管结核、支气管哮喘、百日咳等疾病；长期慢性咳嗽往往与肺结核、慢性支气管炎、支气管扩张有关。肺结核和左心衰患者夜间咳嗽常见。

根据痰液的特性，痰可分为黏液性（较浓）、浆液性（较稀薄）、脓性与血性。急性支气管炎、支气管哮喘、肺炎初期的痰往往黏稠；肺水肿时痰液较稀薄，并常常呈粉红色泡沫状；脓性痰多见于下呼吸道感染患者；血性痰是呼吸道黏膜受损，血液渗入肺泡所致。

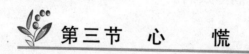

第三节　心　慌

　　心慌，医学术语称为心悸。心悸是一种自觉心脏跳动的不适感。当心率缓慢时感到心脏搏动有力，而心率加快时则感到心脏跳动心前区的不适感。心悸有时还伴有心律失常。

病因

　　心悸并不都是由疾病引起。健康人在剧烈运动、神经紧张时可有心悸不适感；某些人饮酒、喝茶或咖啡后也有心悸不适感；此外，某些药物，如阿托品、麻黄碱、肾上腺素等也可引起心悸；妊娠的妇女有时也会有心悸的感觉。疾病造成的心悸往往伴随其他临床症状，需密切注意，加强治疗。

　　1. 心悸伴发热：可见于传染病、心肌炎、感染性心内膜炎等疾病。

　　2. 心悸伴晕厥或抽搐：可见于心脏停搏、传导阻滞、室性心动过速等疾病。

　　3. 心悸伴心前区疼痛：常见于冠状动脉病（如心绞痛、心肌梗死）、心肌炎、心包炎等疾病。

　　4. 心悸伴呼吸困难：见于心肌炎、心包炎、心力衰竭、心肌梗死等疾病。

5.心悸伴贫血：可见于各种原因引起的急性失血，此时还常常有出虚汗、血压下降、脉搏微弱，甚至休克的临床症状。慢性失血伴心悸往往在患者劳累后症状加剧。

6.心悸伴消瘦和出汗：多见于甲状腺功能亢进（简称甲亢）。

第四节　头　疼

　　头疼，医学术语称为头痛，指头颅内外各种性质的疼痛。头痛可见于多种疾病，往往没有特异性。精神紧张、过度疲劳可引起头痛，感染性发热也可引起头痛。然而，头痛若是反复发作或者持续性发作要十分小心，有可能是某些疾病的先兆信号，需到医院明确诊断并及时治疗。

病因

　　头痛的病因包括颅脑病变、颅外病变、全身性疾病等，可结合伴随症状分析。

　　1. 头痛伴发热常见于感染性疾病。

　　2. 头痛伴视物模糊可见于青光眼和脑肿瘤。

　　3. 头痛伴癫痫（俗称羊角风）发作可见于脑内寄生虫感染、脑肿瘤、脑血管畸形等疾病。

　　4. 慢性头痛突然加剧并有意识障碍需提防脑疝。

　　5. 慢性头痛出现精神症状、幻觉时需注意颅内肿瘤。

　　6. 头痛伴剧烈呕吐可能是颅内压增高所致，头痛在呕吐后减轻则常见于偏头痛。

　　7. 头痛伴眩晕往往因为脑供血不足，但也要注意脑肿瘤。

具体表现及特点

1. 头痛部位：偏头痛多在一侧；颅内病变比较弥散且痛处较深；高血压引起的头痛多在额部，也可为整个头部；眼源性、鼻源性、牙源性头痛部位较浅；蛛网膜下腔出血（脑出血的常见类型）时，头痛、颈痛往往同时存在。

2. 头痛程度：头痛可分轻、中、重，但病情严重程度与轻重无平行关系。例如，神经性头痛往往非常剧烈，而脑肿瘤引起的疼痛多为轻度或中度。

3. 头痛出现的时间和持续情况：某些疾病造成的头痛常常有时间规律。如脑肿瘤头痛常常清晨较重；鼻窦炎引起的头痛多发生在清晨或上午；女性偏头痛多于月经周期相关。

第五节　胸口疼

胸口疼，医学术语称为胸痛，主要是胸部疾病所致。由于存在个体差异，不同患者疾病轻重与疼痛感觉强度常常不一致。

病因

引发胸痛的疾病类型很多，有些疾病非常严重，疼痛却不特异，不同疾病之间很容易混淆，因此需密切关注。如心绞痛和心肌梗死的疼痛多发生在胸骨后方、心前区，可向左肩、左臂放射延伸，甚至达到无名指和小指，但有时也放射于面颊部，被误认为牙痛，从而影响了诊断和治疗，造成不良后果。

结合伴随症状，常见疾病举例如下。

1. 伴面色苍白、大汗、血压下降或休克：常见于心肌梗死、夹层动脉瘤、主动脉瘤破裂、肺栓塞等重大疾病。

2. 伴咯血：多见于肺栓塞、支气管肺癌。

3. 伴咳嗽、咳痰和（或）发热：常见于肺部疾病，包括气管、支气管疾患。

4. 伴呼吸困难：常见于大叶性肺炎、自发性气胸、胸膜炎、肺栓塞等疾病。

5. 伴吞咽困难：多于食管疾病有关。

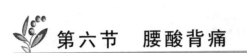

第六节　腰酸背痛

腰酸背痛，医学术语为腰背痛。许多疾病都可引起腰背痛，其中局部病变占多数，临近器官病变也可引起腰背痛。

病因

腰痛的病因复杂多样，可结合伴随症状一起诊断。

1. 伴长期低热：可见于类风湿关节炎、脊柱结核。

2. 伴高热：常见于脊椎旁脓肿、化脓性脊柱炎等疾病。

3. 伴脊柱畸形：可见于先天性脊柱疾病、外伤后遗症，也可见于脊柱结核和强直性脊柱炎。

4. 伴活动受限：见于强直性脊柱炎、脊柱外伤、腰背部软组织挫伤和扭伤等疾病。

5. 伴尿频、尿急：见于尿路感染、前列腺炎、前列腺肥大等疾病。

6. 伴血尿：可能是肾结石或尿结石。

7. 伴嗳气、反酸、上腹部疼痛：可见于胰腺病变、胃十二指肠溃疡等疾病。

8. 伴腹泻或便秘：可见于溃疡性结肠炎。

9. 伴下腹部疼痛同时伴痛经、月经异常、白带过多：见于盆腔炎、宫颈炎、卵巢及附件炎和肿瘤等疾病。

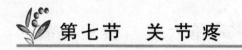

第七节　关节疼

关节疼，医学术语称为关节痛，是关节疾病最常见的症状，可分为急性和慢性。

病因

能引起关节疼痛的疾病种类繁多，病因复杂，结合伴随症状常见下列疾病。

1. 关节痛伴低热、盗汗、乏力、消瘦常见于结核性关节炎。

2. 关节痛伴血尿酸升高见于痛风。

3. 关节痛伴随皮肤红斑可见于系统性红斑狼疮。

4. 全身小关节对称性疼痛、并伴有晨僵和关节畸形，可见于类风湿关节炎。

5. 关节痛伴高热、局部红肿，常常是化脓性关节炎。

具体表现及特点

1. 外伤性关节痛：外伤后可出现关节疼痛、肿胀和功能障碍。慢性外伤性关节炎有反复关节痛，并有明确外伤史。

2. 类风湿关节炎：疼痛多首先见于手指某一关节，继而有其他指关节和腕关节疼痛。病变的关节活动会受到限制，并且常常清晨加重，有僵硬感，医学上称为晨僵。

3. 痛风：常在饮酒、劳累和吃入过多高嘌呤食物（如海产品、动物内脏等）引起关节疼痛，尤其以脚部拇指关节多见，疼痛往往十分剧烈，局部皮肤呈现红、肿、热、痛特征。

第八节 肚 子 疼

肚子疼是俗称，医学术语叫做腹痛，是一种常见的临床症状，多由腹部脏器疾病引起。可分为急性和慢性两种。

病因

腹痛的病因较多，结合伴随症状可能有下列疾病。

1. 腹痛伴黄疸：多与肝胆胰疾病相关。

2. 腹痛伴腹泻：可见于肠道炎症、溃疡或肿瘤。

3. 腹痛伴血尿：泌尿系统疾病常见，如肾结石。

4. 腹痛伴发热：尤其是高热多见于腹腔脏器炎症，如胆囊炎、肝脓肿等。

5. 腹痛伴呕吐、反酸：腹痛伴呕吐常见于食管和胃肠病变，比如肠梗阻；腹痛伴反酸时可能有胃炎或胃溃疡。

具体表现及特点

1. 腹痛部位多与病变部位相关：如胃十二指肠溃疡疼痛多在为上部；胆囊炎、胆结石发作时疼痛常在右上腹部；急性阑尾炎疼痛在右下腹部；膀胱炎、盆腔炎、异位妊娠，疼痛常在下腹部；小肠疾病多在脐周。

2. 腹痛的感觉与程度：上腹部刀割样疼痛或持续性钝痛常见于急性胰腺炎；突发的中上腹部刀割样疼痛或烧灼样疼痛需预防胃、十二指肠溃疡穿孔；未穿孔的胃、十二指肠溃疡和慢性胃炎患者疼痛时多为中上腹部持续性隐痛；急性腹膜炎可有持续性、广泛性剧烈疼痛并伴有腹壁肌肉紧张；胆结石可引起阵发性绞痛，患者疼痛剧烈，辗转不安。

3. 疼痛时间：餐后疼痛可能因消化不良、胆胰疾病、胃部肿瘤引发；有节律的周期性上腹部疼痛见于胃、十二指肠溃疡；卵泡破裂者腹痛发生在月经期间；子宫内膜异位者的疼痛与月经来潮相关。

第九节　跑肚拉稀

跑肚拉稀，医学术语叫做腹泻。腹泻指排便次数增多，粪便稀薄，并常带有黏液、脓血或未消化食物。腹泻往往每日解液状便 3 次以上。腹泻可分为急性与慢性两种类型。

病因

要具体了解腹泻病因，可结合伴随症状一起判断。

1. 腹泻伴脱水：常见于霍乱、细菌性食物中毒、尿毒症。

2. 腹泻伴发热：可见于伤寒、副伤寒、急性细菌性痢疾、肠道恶性肿瘤、败血症等疾病。

3. 腹泻伴里急后重：常见细菌性痢疾、直肠炎、直肠肿瘤等疾病。

4. 腹泻伴关节痛或关节肿胀：常见于系统性红斑狼疮、肠结核、溃疡性结肠炎、克罗恩病等疾病。

5. 腹泻伴明显消瘦：病变部位常位于小肠，如胃肠道恶性肿瘤、肠结核和吸收不良等疾病。

具体表现及特点

不同疾病的临床表现不同。

1．感染性腹泻常有腹痛；结肠性病变疼痛多在下腹部，常在大便后缓解；小肠病变的腹痛多在脐周，便后疼痛缓解不明显。

　　2．急性感染时，排便次数可多至一天数十次，多为水样便或糨糊状；慢性细菌性痢疾、结肠癌和直肠癌引起的慢性腹泻多是排便次数增加，大多为稀便，有时带脓血。

第十节　恶心与呕吐

恶心、呕吐也是常见的身体不适。恶心是常见的上腹部不适，有时还伴有皮肤苍白、出汗、流涎（俗称流哈喇子）、心动过缓等。恶心、呕吐可以说是两种症状，一般两者同时存在，一方面又可以单独出现。

病因

要了解具体原因，可结合伴随症状一起判断。

1. 妇女清晨呕吐：应注意是否怀孕。

2. 伴眩晕、眼球震颤：应考虑是否患梅尼埃病，并需防范颅脑疾病。

3. 伴腹痛、腹泻：首先检查是否有食物中毒、霍乱、急性胃肠炎、细菌性食物中毒等情况。

4. 伴头痛及喷射性呕吐：颅内高压症与青光眼常见。

5. 伴发热、寒战、黄疸、右上腹痛：胆囊炎、胆结石常见。

6. 某些药物副作用（不良反应）也可引起呕吐，如抗癌药物、某些抗生素、阿司匹林等。

具体表现及特点

1. 呕吐与进食的关系：进食过程中或餐后立即呕吐，可能是胃溃疡或精神性呕吐；餐后较久的呕吐或者呕吐物有隔夜宿食，需考虑胃的幽门梗阻；餐后不久即呕吐，特别是伴有集体发病者，首先考虑食物中毒。

2. 呕吐时间：妇女清晨呕吐可见于妊娠早期；鼻窦炎、尿毒症、慢性酒精中毒也可清晨呕吐；夜间呕吐可见于幽门梗阻。

3. 呕吐物性质：呕吐物有粪臭味可能是小肠梗阻；呕吐物含酸性液体可见于十二指肠溃疡；上消化道出血时呕吐物常为咖啡色。

第十一节　便血与便秘

便血与便秘都与肛门不适有关，但两者的病因并不相同。本书为方便读者阅读，故放在一起介绍。便血是因为消化道出血，血液自肛门排出，便血可呈暗红色或者黑褐色，甚至可呈鲜红色。便秘是指大便次数减少，一般一周少于 3 次，常常排便困难且粪便干结。

便血病因

要了解具体原因，可结合伴随症状一起判断。

1. 便血伴发热：常见于传染性疾病，如败血症、流行性出血热；某些肿瘤，如白血病、肠道淋巴瘤也有类似症状。

2. 便血伴皮肤症状：皮肤蜘蛛痣常与肝硬化有关；皮肤黏膜出血可见于肝炎、白血病、血友病、过敏性紫癜等疾病。

3. 便血伴腹痛：上腹绞痛、黄疸可见于胆道出血；排血便或脓便后，腹痛症状减轻者，可能是细菌性痢疾、结肠炎、阿米巴痢疾等病；此外，消化道溃疡、肠套叠、肠炎也有此两种症状。

4. 便血伴肛门坠胀：可能有肛门、直肠疾病，如细菌性痢疾、直肠炎、直肠癌等。

5. 便血伴腹部肿块：可见于结肠癌、肠结核、恶性淋巴瘤、肠套叠等疾病。

便秘病因

某些便秘不是疾病引发，需结合伴随症状一起判断。

1. 功能性便秘：只与生活环境改变、精神紧张有关。
2. 便秘伴腹部包块：可见于肠道肿瘤、肠结核和克罗恩病。
3. 肠梗阻时可同时有呕吐、腹胀、肠绞痛等症状。
4. 便秘与腹泻交替出现：可见于肠结核、溃疡性结肠炎。

便血具体表现及特点

便血为消化道出血。出血量多、速度快时常为鲜红色；出血量小、速度慢、血液在肠道内停留时间较长时呈暗红色；还有一种情况称为隐血便，是指出血量在 5～10ml 之间，肉眼无法辨别粪便颜色是否改变，需做便隐血试验确定。

便秘具体表现及特点

肠梗阻可引起急性便秘，多有腹痛、腹胀、恶心、呕吐等伴随症状；慢性便秘的患者有时有口苦、食欲下降、腹胀、头晕、头痛、疲乏等伴随症状。长期便秘时，由于痔疮或肛裂可加重患者不适感。中老年伴随高血压的便秘患者在排便时要注意防止心脑血管意外发生。

第十二节　排尿异常

排尿异常包括多种症状，本书分 5 种情况叙述。这 5 种情况分别是：排尿困难；少尿、无尿与多尿；尿失禁；尿频、尿急、尿痛；血尿。

一、排尿困难

排尿困难时需增加腹部压力尿液才能排出，可分为阻塞性和功能性两类。

病因

要了解具体原因，可结合伴随症状一起判断。

1. 脊髓损伤后遗症，如脊髓炎、截瘫、脊柱骨折都可引起排尿困难。

2. 排尿困难伴血尿可见于结石、血液病、尿道损伤等疾病。

3. 前列腺增生时，可有排尿困难并伴随尿频尿急、尿流变细等多种症状。

4. 糖尿病引起的排尿困难常同时伴有尿糖升高。

二、少尿、无尿与多尿

少尿、无尿与多尿都属于尿量异常。一般每天（24 小时）尿量少于 400 毫升称为少尿；若尿量更少，少于 100 毫升医学上称为无尿；若 24 小时尿量大于 2500 毫升则称为多尿。

病因

少尿、无尿常见的伴随症状与疾病：

1. 伴有排尿困难见于前列腺肥大增生。

2. 伴有血尿、蛋白尿、高血压、身体（眼睑、下肢或全身）水肿见于肾炎。

3. 伴有发热、尿频、尿急、尿痛、腰痛可见于急性肾盂肾炎。

4. 伴有肾绞痛可见于肾结石。

5. 伴有心悸（心慌）、胸闷、不能平卧见于心功能不全。

多尿常见的伴随症状与疾病：

1. 多尿伴高血压、低血钾可见于原发性醛固酮增多症。

2. 多尿伴多饮、尿比重下降见于尿崩症。

3. 多尿伴多饮、多食、体重下降（俗称'三多一少'）见于糖尿病。

4. 少尿数天后又多尿可见于肾小管酸中毒。

三、尿失禁

尿失禁指尿液不受控制，不自主流出。尿失禁可发生在任何年龄、性别的人群，但以老年人和女性多见。

病因

尿失禁病因大体可分为三类：一是先天性的，如小儿尿道上裂；二是由各种创伤（包括手术后遗症）造成的；第三类与其他疾病引发的神经功能异常有关。前两种类型尿失禁的病因相对容易确定，第三种类型的具体病因可与伴随症状结合在一起来判断。

1. 尿失禁伴脓尿和膀胱刺激征（尿频、尿急、尿痛），可见于急性膀胱炎。

2. 尿失禁伴多饮、多尿、消瘦可见于糖尿病。

3. 男性，50 岁以上，尿失禁伴排尿困难，需注意前列腺增生、前列腺癌。

4. 尿失禁伴慢性咳嗽多为慢性阻塞性肺病症状。

四、尿频、尿急、尿痛

尿频、尿急、尿痛医学上合称为膀胱刺激征。尿频指排尿次数增多，一般人白天排尿 4~6 次，夜间 0~2 次。尿急指一有尿意就要排尿，身体难以控制。尿痛指患者排尿时有尿道内痛感或烧灼感。

病因

尿频可以是生理性的，比如饮水过多、天气寒冷、精神紧张都可引起排尿次数增多。但是尿频、尿急、尿痛这些症状同时出现往往与疾病有关，可结合伴随症状一起判断具体原因。

1. 老年男性伴有尿线细、排尿困难可见于前列腺增生。

2. 伴有尿流突然中断，可能因尿结石引发。

3. 伴无痛性血尿需注意膀胱癌。

4. 伴血尿、午后低热、盗汗、乏力，可能是膀胱结核。

5. 膀胱炎、尿道炎一般只有尿频、尿急、尿痛这三种症状；尿频、尿急、尿痛若伴有腰痛可见于肾炎；患急性前列腺炎时常伴有睾丸、腹股沟、会阴等部位疼痛。

6. 糖尿病和尿崩症患者一般没有尿急、尿痛，但常常有尿频、多尿、多饮、口渴等症状。

五、血尿

血尿包括肉眼可见血尿和显微镜下才可观察到的血尿两种类型。前者无疑出血多，尿液常为血色或洗肉水色，每升尿液中血量往往超过 1 毫升。

病因

血尿是泌尿系统疾病常见的症状，可结合伴随症状一起判断。

1. 伴尿频、尿急、尿痛常见于膀胱炎和尿道炎，若同时伴高热、腰痛等症状可能为肾盂肾炎。

2. 伴水肿（轻者晨起眼睑水肿，重者全身水肿）、高血压可能是肾小球肾炎。

3. 伴肾绞痛可见于结石。

4. 伴尿流中断也可能为结石。

5. 伴排尿困难和尿流细的男性可见于前列腺炎、前列腺癌。

6. 伴肾肿块，可见于肿瘤、先天性多囊肾、肾积水、肾囊肿等疾病。

7. 伴皮肤黏膜出血可见于血液病或某些感染性疾病。

8. 丝虫病患者可同时伴有乳糜尿。

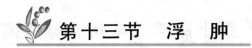

第十三节　浮　肿

浮肿，医学术语称为水肿。水肿可分为全身性和局部性两种。一般说来，医学上的肺水肿和脑水肿是单独论述的，不包括在常说的水肿行列。

病因

水肿的发生与多种因素有关，仅结合伴随症状列举如下。

1. 伴呼吸困难和发绀：见于心脏病、静脉阻塞等疾病。

2. 伴心率缓慢、血清中甲状腺素含量偏低：可见于甲状腺功能减退（俗称'甲减'）。

3. 伴体重减轻、明显消瘦：可能是营养不良。

4. 伴重度蛋白尿：肾源性水肿常见（由肾炎和各种肾病引发）。

5. 伴轻度蛋白尿：可能是心源性水肿（主要是右心衰竭引发）。

6. 伴肝肿大和颈静脉曲张：可能是心源性水肿。

7. 伴肝肿大（肝大）：可见于营养不良和肝源性水肿（主要由肝硬化引发）。

第十四节　羊角风与抽搐

羊角风，医学术语为癫痫。癫痫大发作时，患者突然意识模糊或丧失，全身强直、呼吸暂停、继而四肢发生阵挛性抽搐，呼吸不规则，口唇发绀（俗称紫绀，表现为嘴唇发青、发紫），可有大小便失禁，一般持续半分钟，但有时也可反复持续发作，此种情况非常凶险。癫痫小发作时症状较轻，一般只持续数秒到数十秒。

抽搐为全身或局部肌肉不自主的抽动或强烈收缩，可引起关节运动和强直。肌肉收缩表现为强直性和阵挛性的抽搐，医学上称为惊厥，也就是癫痫大发作。

病因

除癫痫（抽羊角风）外，抽搐的具体病因可结合伴随症状一起判断。

1. 伴发热可见于胃肠功能紊乱、重度脱水，小儿常为急性感染。

2. 伴意识丧失除癫痫外，还可见于颅脑疾病。

3. 伴剧烈头痛可见于颅脑外伤、颅脑占位性病变、蛛网膜下腔出血（脑出血的一种常见类型）、急性感染（如脑膜炎）、高血压等疾病。

4. 伴血压升高可见于高血压、肾炎、子痫、铅中毒等疾病。

第十五节 眩晕与晕倒

眩晕是患者感到自身或周围环境物体旋转或摇动的一种主观感觉障碍，一般无意识障碍。常表现为旋转感、摇晃感、头晕、头胀、头重脚轻、眼花等。

晕倒，医学术语称为晕厥，是短暂的意识丧失状态。因一过性脑供血不足引起，又因肌肉张力消失而倒地，一般发作突然，恢复迅速，很少留有后遗症。

病因

引起眩晕的疾病很多，结合伴随症状列举部分常见疾病：

1. 伴眼球震颤可见于脑干病变、梅尼埃病（旧称美尼尔综合征）。

2. 伴耳鸣、听力下降可见于肿瘤、第八对脑神经疾病、前庭器官（医学名词，指人内耳中的3个半规管、椭圆囊和球囊，它们合称为前庭器官）疾病等。

3. 伴恶心、呕吐可见于梅尼埃病、晕动病（即俗称的晕车、晕船、晕机）等疾病。

4. 伴听力下降也可因药物中毒引发。

5. 伴共济失调（医学术语，症状表现为随意运动的速度、节律、幅度和力量的不规则，还可伴有眼球运动障碍及言语障碍）见于小脑、脑干病变等疾病。

引起晕厥的疾病很多，结合伴随症状列举部分常见疾病：

1. 伴发热、身体水肿（浮肿）可见于心肺疾病。

2. 伴心悸（心慌）、出汗、乏力、饥饿感可见于低血糖。

3. 伴脸色苍白、出冷汗、恶心、乏力等多见于血管抑制性晕厥（约占晕厥的 70%，常由于各种刺激通过机体的迷走神经反射引发，多因身体血管扩张、回心血量减少、血压下降导致脑供血不足），可见于各年龄人群，尤其是年轻体弱的女性更多见。

4. 伴脸色苍白、发绀（紫绀）、呼吸困难见于左心衰竭。

5. 伴抽搐可见于中枢神经系统疾病和心源性晕厥。

6. 心源性晕厥常伴有心律和心率明显改变。

7. 伴头痛、呕吐、视觉障碍、听力障碍可见于中神经系统疾病。

8. 通气过度、癔症可同时伴有手足发麻、抽搐、呼吸加深、加快等症状。

第二章
常见病的合理用药
与科学护理

　　本章主要针对儿科、内科、外科、皮肤科、五官科（某些大型综合医院常细分为眼科、口腔科和耳鼻喉科）、妇科一些常见病给出了一些用药方案和护理方法，仅供大家参考。请注意两点，一是读者自己用药时只能选用 OTC 药物（药品包装一般有明显提示，OTC 是英文缩写，意思是非处方药），条件具备时还是应该先去正规医疗机构明确诊断后再使用药物；二是随着科学技术和现代药学的发展，本书中用药剂量和方法可能改变，加上患者对药物的反应个体差异很大，在此我们强调，读者在参考本书的治疗方案和药物时，首先要严格遵从医嘱，并认真阅读和仔细核对药物包装内的说明书，方可使用。

　　在介绍本章正式内容前，对大家的药物使用和保管提出一些建议：

　　一是最好家里有一个小药箱，除保管正在使用的药品外，还可备一些急救药、常用药。每种药品在原包装外可单加一个塑料袋密封，分开保管，防止混淆。药箱必须放置在儿童不易触及的地方，防止儿童误服。

二是定期清理小药箱，用药一定注意有效期，不可使用过期药。

三是不使用变质药。某些药品，虽然在保质期内，因保管不当或其他原因，药品也会变质。如药片、胶囊出现粘连、破裂、变色等都是变质表现。某些药物没有保质期则更需注意，如中药材出现异味、霉变、生虫，中药丸变软、变黏、"长毛"、拉丝等都是变质表现，不可再用。

四是抗生素（抗菌药物）请在医生指导下合理使用。

第一节　儿科（儿童）常见病的合理用药和科学护理

一、急性上呼吸道感染

（一）病情的分析

急性上呼吸道感染简称上感，是指鼻、鼻窦、咽部及喉部的感染。

全身的主要表现是：大多数患儿发热（俗称发烧），体温从37.3℃至39℃或39℃以上（小儿易于高热），小儿因高热还可能发生抽风，所以必须及时退热。

除发热外，患儿有时还有头痛、背痛、畏寒怕冷、全身乏力、食欲缺乏、恶心、呕吐、腹痛、腹泻等症状。

某些病情比较严重的患儿，应立即送医院诊治：

1. 体温超过38.5℃，药物、物理等方法降温不明显。

2. 持续高热不退、精神又萎靡不振、咳嗽加重有脓痰、呼吸困难并有憋气喘息等症状，有可能已继发细菌感染，病情已由上呼吸道感染发展成为支气管炎或肺炎。

3. 有脓鼻涕同时高热不退，扁桃体上的脓点明显增多，红肿严重。

（二）合理地选用药物

西药

退热，可选用阿司匹林、阿苯片（含阿司匹林和苯巴比妥）、对乙酰氨基酚和布洛芬等药物。

阿司匹林：有解热镇痛作用，适合儿童用的阿司匹林制剂有阿司匹林泡腾片、阿司匹林散、阿司匹林栓，小儿一般忌用。

阿苯片：由阿司匹林和苯巴比妥组成，苯巴比妥有镇静、安眠和抗惊厥作用。

服用含有阿司匹林的药品时要注意禁忌证。脱水的小儿，要事先服一些口服补液盐溶液，以免出现毒性反应。急性发热性疾病，尤其是有病毒感染如流感和出水痘的小儿，易出现毒性反应，应避免服用阿司匹林及含有阿司匹林的制剂。

对乙酰氨基酚（扑热息痛）：本品的解热作用和阿司匹林相似，但它不刺激胃，对凝血也没有影响，所以用起来较阿司匹林安全。对阿司匹林过敏，或有轻微咳喘的患者，也比较适宜，但用量不可过大，使用时间也不可过长。

小儿氨酚黄那敏颗粒：含对乙酰氨基酚、氯苯那敏、人工牛黄。对乙酰氨基酚有解热镇痛作用；氯苯那敏为抗组胺药，能减轻流涕、鼻塞、打喷嚏等症状；人工牛黄具有解热、镇惊作用。本品用于缓解感冒或流感引起的发热、头痛、鼻塞、流涕。

小儿复方氨酚烷胺片：含对乙酰氨基酚、金刚烷胺、咖啡因、氯苯那敏、人工牛黄。金刚烷胺有抗病毒作用，咖啡因为中枢兴奋药，能增强对乙酰氨基酚的解热镇痛效果，并能减轻氯苯那敏所致的嗜睡、头晕等中枢抑制症状。用于缓解8～12岁儿童感冒或流感引起的发热、头痛、鼻塞、流涕、咽痛等症状，此外，本品对流行性感冒有一定预防作用。

❧ 中成药

除常用的小儿感冒冲剂、双黄连口服液、金银花外。还可选用：

小儿感冒退热糖浆：清热解毒，疏风解表。用于伤风感冒，畏冷发热，咽喉肿痛，头痛咳嗽。

健儿清解液：含金银花、菊花、连翘、山楂、苦杏仁等。清热解毒，祛痰止咳，消滞和中。用于口腔糜烂、咳嗽咽痛、食欲缺乏、脘腹胀满等症。

此外还有小儿热速清口服液、小儿清肺口服液等也可以选择。

（三）患儿的科学护理

1. 要有充分的休息，足够的睡眠，多喝水，给予容易消化的食物，耐心细致的护理，合理的营养，才可使患儿迅速痊愈。

2. 及时增减衣服，注意寒暖，增强抵抗力。在疾病流行的季节，尽量避免小儿到公共场所去。在家中要经常开窗通气，尽量让新鲜空气进入室内，同时注意保温保湿，这些都是预防疾病的举措。

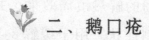

二、鹅口疮

（一）病情的分析

鹅口疮是婴幼儿常见的口腔疾病，真菌感染引发，多见于 1 岁以内的婴儿。

主要表现：在口腔黏膜处出现乳白色的凝乳状白膜，类似奶膜，但容易擦去。白膜最初是点状，逐渐连结成片，好发于舌、两颊及腭部，不疼不痒也不影响吃奶。但是如果蔓延到咽喉部、食管、气管等处，则会发生呕吐、吞咽困难、呼吸困难等症状。

患病时，要注意患儿是不是还有全身症状，如有无发热等。如果病情未见好转，且白膜已发展至咽喉部或是有其他并发症，应速去医院检查诊治。

（二）合理地选用药物

2%~5%的碳酸氢钠溶液，涂搽鹅口疮处；也可用中成药口腔溃疡散涂抹；或将两者交替使用。1 日涂 2~3 次。

用制霉菌素甘油（制霉菌素 50 万单位与甘油 10 克研磨均匀），涂抹于病患处，对念珠菌感染特别有效，不良反应也少。

适当增加维生素 B_2 和维生素 C。

中成药可口服当归苦参丸（归参丸）、黄连上清丸、金莲花冲剂等，任选其一即可。

（三）患儿的科学护理

1. 婴儿在选用抗菌药物时，一定要谨慎，不可轻易服用或滥用。这是因为人体消化道内有一个寄生菌群，它们互相制约而共存，这些菌群不仅无害，还会为人体制造多种维生素，如维生素 K 等。如果长期口服抗菌药物，特别是广谱抗菌药物，易使除真菌外的细菌杀灭，而使真菌单独地旺盛生长，特别是有利于白色念珠菌的生长，表现在口角周围则是鹅口疮。

2. 鹅口疮也可由母亲乳头或奶具污染所引起。因此，要注意奶具的灭菌和母亲乳头的清洁卫生。

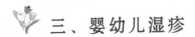

三、婴幼儿湿疹

（一）病情分析

婴儿湿疹是一种婴儿期常见的慢性、反复发作的皮肤病。生后即可发病，1~3 个月发作频繁，1 岁左右逐渐好转，少数病儿可延迟至 3 岁。

主要表现：病情轻重不一，皮疹的形态也有多种。急性期多出现在面部皮肤，可见两侧对称性密集小斑丘疹，不久转成疱疹及水疱，破溃后局部糜烂，渗出黄色液体，干燥后呈黄色痂；亚急性期渗出液体消退，只留下皮疹，局部皮肤潮红、肿胀、结痂、有糠皮样脱屑；慢性期湿疹处皮肤变厚粗糙、脱屑，并遗留较长期的瘙痒症。

皮疹好发部位是面部的两颊、眉间、额、头皮，逐渐蔓延至下颌、颈背、臀，甚至全身。发作时患处奇痒，令患儿烦躁、哭闹。稍大小儿甚至会用手搔抓患处。由于病变部位表浅，一般皮疹消退后不会留下瘢痕。

湿疹患儿，首先应当去医院检查诊治，在医生指导下，回家调理用药。如果湿疹继发性细菌感染，如有疖肿、脓疮、发热等症状，应再去医院及时诊治。

（二）合理地选用药物

❀ 口服药

氯苯那敏（扑尔敏）：抗过敏作用较强，用量小，小儿易服，2岁以内小儿慎用此药。服后略有困倦感。

异丙嗪（非那根）：是与氯苯那敏不同的一类抗过敏药，除抗过敏外，还有止吐、镇静、抗晕车、促进睡眠等作用。

苯海拉明：能抵抗体内的组胺，故有抗过敏、镇静、镇吐和抑制婴儿湿疹瘙痒的作用。

上述三种药可任选其一，或三药交替使用。

❀ 局部用药

①急性期，湿敷是最主要的治疗方法；②亚急性期，渗液消退后可选用氧化锌软膏或复方锌糊（含淀粉及氧化锌）、复方鱼肝油氧化锌软膏涂布患处；③慢性期，短期使用皮质激素软膏或乳膏涂布。

❀ 中成药

可选用防风通圣丸、二妙丸、肤痒冲剂、当归苦参丸（归参丸）和清热暗疮丸、除湿止痒洗液等。

（三）患儿的科学护理

1. 如怀疑湿疹是由牛奶过敏所致，可加长牛奶煮沸时间，或改用豆浆或豆奶。如怀疑为蛋类、鱼、虾、牛羊肉所引起，则应避免食用这些食物。

2. 患处忌用热水洗，避免用含碱性大的肥皂洗局部。避免毛织衣物及人造纤维织物直接接触皮肤。

3. 湿疹是一个反复发作的皮肤病，当症状减轻时，不必每天服药或涂药。

4. 婴儿湿疹常发生于有遗传过敏体质的小儿，发病原因复杂，很难找到诱发原因。这种患儿常同时有消化不良、大便次数多、大便中常有不消化物（如奶瓣）等现象。年龄稍大，还会有支气管哮喘等病出现。所以要精心护理，增强幼儿体质，注意防护。

四、腹　泻

（一）病情分析

小儿腹泻（拉稀）是由多种原因所引起，可分为感染性腹泻和非感染性腹泻两类。感染性腹泻症状较重，多带黏液或脓血，有的还有呕吐等全身症状；而非感染性腹泻，症状都比较轻。

❋ 非感染性腹泻

初起时，大便次数增多，不成形，有时也会是稀水样、黏液样或带泡沫，大便量不多，为黄色或黄绿色，有时有白色或淡黄色的奶瓣，有酸味，大便次数一天在 10 次以内。小儿精神状态好，很少有全身症状，照样玩耍活动，不发热。多是由于饮食过饱，食用食物次数过多，食物不适当（如过生、过冷、不易消化等）所致。也可能是其他病症，如小儿感冒等的伴随症状，有时也会有呕吐、恶心、食欲缺乏等，但多不严重。但如果大便很稀，水分多，且每天超过 10 次，呕吐也很严重，精神不好，全身不适，萎靡卧床，应速去医院诊治。大便中有大量黏液或脓血，伴有发热，有可能伴有感染，应及时去医院诊治。

❋ 感染性腹泻

多由病毒、细菌所引起，症状多较严重。小儿大便次数每天在 10 次以上，便内有大量水分，带有黏液和脓血；小儿频繁呕吐，有时伴有发热；精神也不好，常嗜睡、烦躁。感染性腹泻应及时去医院诊治。

❋ （二）合理地选用药物

1. 首先停止食用不易消化的食物，减少食物中的脂肪，可服用乳酶生或服双歧三联活菌散剂，也可服用干酵母（食母生）片或胰酶肠溶片，都需饭前服。

2. 如怀疑有轻度的细菌或病毒感染，可服盐酸小檗碱（黄连素）或双黄连口服液。

3. 患腹泻时间虽然长，但小儿一般情况均可时，如大便次数多，只有少量水分，此时可加用鞣酸蛋白片，也可选用蒙脱石散口服。如大便次数多，水分也多，可服淡糖盐水，每次100~200ml，1日3次；也可口服补液盐［含氯化钠、氯化钾、碳酸氢钠（或枸橼酸钠）及无水葡萄糖］溶解后服用。

4. 轻型腹泻，还可口服中成药。中成药较多，市场常见的健胃消食片、香砂养胃丸、小儿消食片等，还可外贴小儿腹泻贴、脐贴等。暑天感冒伴有轻度呕吐、腹泻时，可加服藿香正气水。

（三）患儿的科学护理

1. 如果是饮食不当、消化不良所致的轻度腹泻，只需服用一些调理消化药，切忌服用广谱抗菌药物，以免引起肠道菌群紊乱，导致更严重的腹泻。

2. 半岁内的婴儿有的常有多次大便，每次量少，发绿或有奶瓣，等添加菜粥、米粥、菜汤、鸡蛋羹后，可逐步转为正常。有时婴儿虽然有多次稀便，但精神很好，体重也不减，可能是对牛奶过敏，如添加辅助饮食后，大便还未转为正常，可将牛奶改为豆奶或豆浆。

五、水　痘

（一）病情分析

本病系病毒接触传染，在发病前的2~3周，患儿曾与水痘患者有过接触。

患儿发病初期发低烧，仅有感冒样症状。发病第 1 天可出皮疹，皮疹呈圆形或椭圆形，直径一般为 2~3mm，称为痘疹。痘疹的底部周边有狭窄的一圈红晕，顶圆、薄而饱满，内有清亮液体，24 小时内变为混浊，并逐渐吸收，使顶部变为凹陷，类似人的肚脐状。痘疹干后结痂。痘疹→水疱→结痂→脱痂皮整个过程，一般 1~3 天。

水痘好发于躯干、头皮、面部、口腔黏膜、眼结膜等处，四肢较少。水痘的患病时间，一般 1~2 周，有时更长。若无继发感染，水痘脱痂后皮肤不会有瘢痕。

水痘发病率高，很多孩子都会患病，一次患病则终身免疫，不再患此病。

体弱儿、免疫缺陷儿及正在用皮质激素治疗疾病的儿童，如果患了水痘，病情都比较严重，不仅会高热，而且疱疹还会遍布全身，并融合成大疱疹，皮肤有淤斑，水痘内还会有血液渗出，应速去医院诊治。此外，患儿如果出水痘后有头痛、咳嗽及高烧（热）等症状，也应及时去医院检查诊治。

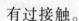（二）合理地选用药物

抗病毒药首选阿昔洛韦，应尽早使用。皮肤瘙痒可局部使用炉甘石洗剂。如有水痘破溃或局部继发感染，可用 2% 碘甘油或碘伏涂抹。碘甘油和碘伏刺激性小，杀菌效果也很好。

中成药可口服板蓝根冲剂、双黄连口服液、金银花露、银柴冲

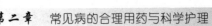

剂、健儿清解液等，可任选其一。

（三）患儿的科学护理

1. 水痘系病毒感染，为自限性疾病，一般都不需要特殊治疗。只要仔细护理保持皮肤的清洁卫生，注意休息，避免继发感染，即可自愈，且愈后良好，极少有并发症。

2. 水痘的传染性很强，自发病前第 1~2 天至水痘结痂，都有传染性，不可入幼儿园，必须严格隔离。

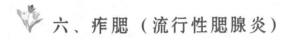
六、痄腮（流行性腮腺炎）

（一）病情分析

流行性腮腺炎俗称"痄腮"，是由腮腺炎病毒侵犯腮腺引起的急性呼吸道传染病，一年四季均可发病，但以冬春两季多见。

流行性腮腺炎的突出特征是发热、一侧腮腺肿大或两侧同时肿大。腮腺以耳垂为中心，向四周弥漫性地扩散肿大，但边缘不甚清楚，摸压时，能触到一块囊性肿胀的腮腺，压之略痛，但皮肤不发红，稍有微热。第 3 天肿胀达高峰，7~10 天消退。进食时腮腺肿痛，若食酸性食物，则疼痛加重。发热时间大约为 1 周左右。

（二）合理地选用药物

目前无特异抗病毒治疗，以对症治疗为主。

中药可用板蓝根糖浆或板蓝根冲剂、双黄连口服液、牛黄上清丸、银柴冲剂、健儿清解液等，任选其一即可。

西药可用阿司匹林，对乙酰氨基酚（扑热息痛）等退热。

（三）患儿的科学护理

1. 流行性腮腺炎是急性传染病，潜伏期约为 10～20 天，从腮腺肿大前 1～6 天至腮腺完全消肿，都有较强的传染性。因此，要注意隔离，必须待腮腺完全消肿后，才能进入托儿所、幼儿园或学校。

2. 用热毛巾，或毛巾包一些炒热的食盐，反复热敷患处，每次 10～20 分钟，1 日数次，对促进痊愈效果很好。

3. 患病时要多注意卧床休息，多饮水，食物要清淡，避免食用酸、辣食物。

4. 流行性腮腺炎一般没有后遗症，但由于抵抗力降低等因素，有的患儿会并发睾丸炎、卵巢炎、胰腺炎、心肌炎、脑膜脑炎等疾病。家长们需密切关注患儿病情变化，不可大意（如患儿有睾丸肿痛，需提防睾丸炎；如发现患儿有面色苍白、心跳缓慢等症状，需提防心肌炎；如患儿出现高热，并有剧烈头痛、频繁呕吐、抽搐、嗜睡等症状，需提防脑膜脑炎）。

七、风 疹

（一）病情分析

风疹是由一种名叫风疹病毒所引起的急性传染病，多发生于冬春两季，在幼儿园和小学容易造成流行，患儿一次患病，终身免疫。由于风疹的疹子来得快，去得也快，如一阵风似的，风疹因此得名。

发病初期，患儿可能会出现咳嗽、打喷嚏、流涕、嗓子痛、头痛等类似感冒的症状，大约持续 1~2 天，然后转入发疹期。发疹期先发热，体温在 38℃ 左右，但有的也会高至 40℃。发热持续 1~2 天，即可在小儿面部、颈部出现淡红色略高于皮肤的斑丘疹，直径在 2mm 左右，以后迅速向躯体和四肢扩散，24 小时内遍及全身，最后可抵及足底。皮疹也可以互相融合成一片红斑。3~4 天丘疹即消退，一般不留下色素沉着和瘢痕，有时在局部皮肤可见细小脱屑。除发热及皮疹外，还可在患儿耳后、枕部皮下摸到黄豆大小至蚕豆大小的肿物（淋巴结肿大），略有压痛，皮疹消退后，肿大的淋巴结也随之消退。

风疹痊愈后，很少有并发症，偶见脑炎、肾功能异常，但也应密切关注。

（二）合理地选用药物

中成药如小儿感冒冲剂、板蓝根冲剂、双黄连口服液、小儿热速清口服液、金银花露等。

有发热、头痛症状可用阿司匹林，但需注意禁忌证。布洛芬也可选用。皮肤瘙痒可用炉甘石洗剂或生油涂拭。

（三）患儿的科学护理

家长应密切关注患儿病情发展，不可大意。

1. 患儿病后数周，如果出现了尿血、水肿等症状应提防出血性肾炎。

2. 患儿患病 1 周左右，出现了剧烈的头痛、呕吐、昏睡、甚至抽风、惊厥等症状，应提防风疹后脑炎。

3. 防范先天性风疹综合征，怀孕妇女若感染风疹病毒，病毒致胎儿畸形的能力很强，它可以通过母亲的胎盘传染给胎儿，严重时会引起流产、死胎。有的胎儿也能出生，但可能会患上先天性风疹综合征。先天性风疹综合征的患儿，往往还患有先天性心脏病、听力障碍、智力障碍等畸形，给家庭和社会造成重大负担。

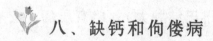

八、缺钙和佝偻病

（一）病情分析

钙的功能

钙是人体内含量最多的一种无机盐，它约占人体重量的 1.5%～2.0%，其中 99% 存在于骨骼和牙齿之中。另外，1% 的钙大多数呈离子状态存在于软组织、细胞外液和血液中，与骨钙保持着动态平衡。

钙与镁、钾、钠等离子保持一定比例，使神经、肌肉保持正常的反应；钙可以调节心脏搏动，保持心脏连续交替地收缩和舒张；钙能维持肌肉的收缩和神经冲动的传递；钙能刺激血小板，促使伤口上的血液凝结；在机体中，有许多种酶需要钙的激活，才能显示其活性。

钙是生长发育不可缺少的无机盐。人的身高主要是由长骨决定的，长骨的增长有两个因素，一是骨细胞增生，有机质生成；二是骨盐的沉积。有机质的主要成分是蛋白质，骨盐的主要成分是钙、磷以及少量的镁、钾、钠等无机盐。幼儿和青少年生长发育期，对钙的需求多，尤其是发育最快的时期（12~18岁），如供应不足，便会影响身高。

小儿缺钙的普遍症状是抽筋（躯干及四肢肌肉抽筋），医学上称为手足抽搐症。小儿严重缺钙可造成佝偻病，多发生于3岁以内的小儿，由营养不良或偏食所引起。

佝偻病的早期，表现为睡眠不安，夜间突然惊醒而大哭，汗多并有酸味，枕部头发脱落（枕秃）。进一步发展到活动期还有骨骼改变，常见症状有颅骨软化（用手压顶骨或枕骨局部骨骼凹陷，放手后又弹回如乒乓球样），方颅（前额骨和头顶骨中心部位呈对称样突起），前囟过大或迟迟不能闭合，出牙晚且牙质发育不好，鸡胸，会走路以后两腿变成O形或X形，又称为"罗圈腿"。

（二）预防与药物的合理选用

1. 开窗或在户外晒太阳，可以使皮肤贮存的前体物转化为维生素 D（内源性维生素 D）。

2. 在补充维生素 D 的基础上补充钙剂。市场上常见有葡萄糖酸钙、乳酸钙、活性钙、枸橼酸钙、碳酸钙、复方制剂等。除补充钙剂外，应多吃富含钙的食品如豆制品、牛奶、小虾米、猪肝、绿色蔬菜等。

3. 佝偻病早期，应每日服用维生素 D 胶丸，持续服 1~2 个月后停药 10 天，改服预防量（具体用药量需遵医嘱）。

4. 较大儿童，佝偻病已治愈，但骨骼仍有严重畸形的，应去医院手术矫正。

（三）补钙和患儿的科学护理

1. 小儿经常喝牛奶、吃鸡蛋，补钙效果好，不容易患佝偻病。

2. 由于孩子的缺钙情况和佝偻病轻重程度差别很大，应该服用多少维生素 D 和钙片，应当在医生指导下进行，维生素 D 误用多服，可发生中毒。

第二节　内科常见病的合理用药和科学护理

一、感　　冒

（一）病情分析

普通感冒一般可分为流行性感冒、热伤风和风寒感冒。热伤风的症状以流眼泪、流鼻涕、鼻塞、打喷嚏为主，多系天热时突然受凉所致。风寒感冒的症状是发热、头痛、咳嗽，有的还有腹痛及食欲缺乏等全身不适。普通感冒90%以上是由病毒引起的，因此不必盲目地服用抗菌药物。感冒为自限性疾病，为减轻症状，服用一些解热镇痛药即可。

因为感冒常伴有轻度发热，易与其他疾病混淆，故应注意鉴别，以免延误治疗。出现以下情形，需到医院及时诊治。

1. 高热（39℃以上）持续不退，服药退热后，仍然恢复高热。

2. 除高热外伴有其他症状。如持续地剧烈恶心、呕吐，则可能是脑部疾病（如脑膜炎等）的反应，罹患传染性肝炎也有类似症状。

3. 感冒有时可以引起心肌炎。发热伴随心慌、胸闷、气短、心前区隐约疼痛的症状，特别是心跳过快（心动过速，每分钟超过

100 次），心律不正常时，应及时去医院检查治疗。

4. 高热伴有呼吸困难、咳嗽严重、口唇发紫（发绀）的症状，有可能是肺炎，需及时去医院诊治。

5. 儿童，哭闹不止、不想吃饭（畏食）、咽喉部红肿甚至有脓点，则可能是扁桃体炎；小儿发热的第二天，面部及身上开始发出细小的红色小丘疹，分布密且均，舌体鲜红，口唇周围有一个苍白圈，则有可能是猩红热。

6. 感冒为自限性疾病，一般不超过 7 天。超过此期限需到医院进一步诊治。

（二）合理地选用药物

西药

阿司匹林：有不少剂型，如肠溶片、薄膜片、缓释片等；还有一些复合物，如速可痛（卡巴匹林钙）、贝诺酯等。使用阿司匹林应注意：①阿司匹林对胃有轻微刺激，为减少刺激，可选用肠溶片、缓释片或薄膜片；②饭后服药，服后多饮水；③需防止过敏和哮喘；④哺乳期妇女忌用，孕妇慎用；⑤患有哮喘、胃及十二指肠溃疡、胃炎、凝血障碍、严重心脏病等患者慎用等。具体使用方式和注意事项请参照说明书或遵医嘱。

对乙酰氨基酚（扑热息痛）：常见商品名有泰诺、百服宁等。剂型有糖浆剂、胶囊剂、颗粒剂（冲剂）、栓剂、咀嚼片、缓释片、肠溶片、泡腾片、分散片、口服溶液等。对乙酰氨基酚与阿司匹林的化学结合物叫贝诺酯（扑炎痛），也常用于风寒感冒。

布洛芬制剂也可用于感冒，禁忌证较多，应谨慎地使用。

中成药

感冒清热冲剂：辛温解表常用药，疏风散寒，解表清热。含荆芥穗、薄荷、防风、柴胡、紫苏叶、葛根、桔梗、苦杏仁、白芷、苦地丁、芦根。主治风寒感冒，头痛发热，恶寒身痛，鼻流清涕，咳嗽咽干。

此外，还可应用板蓝根冲剂，双黄连口服液及柴胡口服液等。可按病情轻重不同，灵活选用。它们各自都有很多剂型，如双黄连就有冲剂、片、糖浆、气雾剂、硬胶囊、口含片、咀嚼片等。

（三）患者的科学护理

1. 加强经常性的体育活动，活动量按自己的体质而定，注意适度，增强体质。

2. 注意天气变化，及时增减衣服，避免过冷过热。

3. 注意饮食卫生，忌食生冷油腻，适当地多喝水。

4. 认真谨慎地用药，切忌过量。

5. 流行性感冒需注意隔离，应戴口罩，尽量避免在公共场合出入，防止传染。

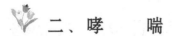 二、哮　　喘

（一）病情分析

哮喘，即支气管哮喘，是一种变态反应性疾病，由变应原和其

他多种因素引起。症状是广泛气道狭窄、反复发作引起的呼吸困难。

典型的支气管哮喘，发作前有先兆症状，如鼻及眼睑发痒、打喷嚏、流鼻涕、咳嗽等，如不及时处理，可因为支气管痉挛而引起呼气时有哮鸣音的呼吸困难、胸闷、气短，患者往往被迫采取卧位或端坐呼吸，以求缓解憋气。此时，还有干咳或咳嗽多痰等症状。严重者口唇发紫（发绀），可持续数分钟至数小时，一般可自行缓解，喷药或服平喘药后，可迅速缓解。哮喘状态不能及时缓解，发作持续时间在24小时以上者称为哮喘持续状态，患者因吸气不够而张口呼吸、出大量冷汗，口唇、鼻尖、指尖明显发紫，呈端坐式呼吸而不能平卧。如果病情控制不好，甚至有可能因呼吸、循环衰竭而危及生命。

成人患病率男女相仿，可发生于任何年龄。哮喘的发病原因很复杂，可能有遗传因素和环境因素的双重影响。

在遗传性过敏体质的基础上，受外界环境中某些物质的激发，哮喘即可反复发作。常见的激发因素很多，列举如下。

1. 吸入物，尘螨、花粉、真菌、动物毛屑或排泄物、某些气体（硫酸、氯气、氨气）等。

2. 气候变化，当气温、湿度、气压和空气离子等有明显改变时，哮喘即可发作，特别是寒冷季节更易发病。

3. 感染，特别是反复发作的呼吸道感染。

4. 食物，常见的过敏性食物有鱼、虾、蟹、蛋类等；饮食过饱、食物过咸、过甜等也可诱发哮喘。

5. 精神因素，情绪激动可促使哮喘发作。

6. 运动，有的人在剧烈运动后发作，称之为"运动性哮喘"。

7. 药物，引起哮喘发作的常见药物有普萘洛尔（心得安）、阿司匹林、吲哚美辛（消炎痛）、右旋糖酐、加压素等。

8. 月经、妊娠，不少女性患者，在月经前 3～4 天有哮喘加重现象。

当哮喘发作严重，患者出现了呼吸困难，大量出汗，口唇、指尖发紫；或患者症状虽一般，但用药后仍不缓解时都应及时去医院诊治（急诊）。此外，哮喘严重发作比较凶险，可能危及生命，去诊治的路上可先给患者服用相应的药物（最好是气雾剂）救治。

（二）合理地选用药物

❀ 西药

1. 激素类

吸入：常用药物有倍氯米松、布地奈德、氟替卡松、环索奈德、莫米松等。

口服：常用泼尼松和泼尼松龙。

静脉：琥珀酰氢化可的松、甲泼尼龙。目前发现地塞米松不良反应较多，需慎用。

2. 沙丁胺醇和特布他林：常用剂型有片剂、气雾剂、控释片或缓释片等。气雾剂只宜在紧急发作时喷入，不可长期频繁地喷用，以免药效下降。

3. 氨茶碱和二羟丙茶碱：二羟丙茶碱：用于支气管哮喘及心源性哮喘，特别适用于那些不能耐受氨茶碱引起的心动过速等不良反应的患者。疗效弱于氨茶碱，但不良反应及毒性均比氨茶碱小。有的患者用后有轻微的头痛、失眠、心跳加快和恶心、呕吐等反应。

4. 孟鲁司特、扎鲁司特、异丙托溴铵等。

❀ 中成药

百合固金丸、苏子降气丸、止咳定喘口服液、秋梨润肺膏、川贝止咳露、通宣理肺丸等药物。

（三）患者的科学护理

1. 要注意避免和消除病因：了解诱发哮喘的因素是什么，如寒冷时易发病者要注意保暖；鱼虾等食物引起者，要注意避免食用；花粉引起者，春夏花粉多时要尽量戴口罩，避免吸入。

2. 预防复发：可在医生指导下实施脱敏疗法，少量、多次、轻度地去适应过敏原（事先服抗过敏药，然后再喷或注射极微量过敏原）。在易发作的季节前两周，注射哮喘菌苗，口服抗过敏药，或喷色甘酸钠等。

3. 控制发作：患者要随身带药，最好是气雾剂，显效极快，在急性发作时吸气状态下喷两下，症状即可解除。

4. 巩固疗效：根据身体状况，进行适当地锻炼，增强体质，提高抵抗力。还可以用冷水洗脸的方法，进行防寒、耐冷锻炼。冬季要预防感冒，避免过度疲劳，生活要规律，定时饮食、入睡。戒烟并避免吸入有害气体。参加文娱活动，增加生活内容，防止因神经精神因素而诱发的哮喘发作。有过敏性鼻炎、慢性鼻窦炎等疾病的患者，要及时进行有效的治疗，以免诱发哮喘发作。

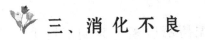

三、消化不良

（一）病情的分析判断

消化不良是一种由胃动力障碍所引起的疾病，症状常表现为断断续续的上腹部不适或疼痛、饱胀、胃灼热（烧心）、嗳气等。常因胸闷、早饱感、肚子胀等不适而不愿进食或少进食，夜里也不易安睡。

轻微的消化不良大多是由于情绪不好、工作过于紧张、天寒受凉或多食生冷等不易消化食物所引起，仅有轻微的上腹不适、饱胀、胃灼热等症状。

老年人消化功能减退，易受情绪影响，有时食物稍粗糙、生冷、进食稍多或食物过于油腻时也可诱发消化不良。

消化不良易于胃溃疡混淆，需到医院检查确认，不可自己轻易判断。此外，消化不良一般不伴有体重下降，若体重下将明显，需再去医院进一步诊治。

（二）合理地选用药物

西药

多潘立酮（吗丁啉）、莫沙必利、依托必利促胃动力药和干酵母、胰酶片、乳酶生（类似的还有乳酸菌素颗粒剂、复合乳酸菌胶囊等）、二甲硅油片、胃蛋白酶片及多酶片助消化药都可供选用。

❀ 中成药

木香顺气丸、温胃舒胶囊、柴胡舒肝丸、香砂枳术丸、大山楂丸、香砂养胃丸、加味保和丸、养胃舒胶囊、气滞胃痛冲剂、胃苏冲剂等可供选用。

（三）患者的科学护理

1. 生活要规律，定时入睡，做好自我心理调整，消除思想顾虑，注意控制情绪，心胸宽阔舒畅。

2. 戒烟酒，避免食用有刺激性的辛辣食物及生冷食物，用餐不宜过饱。

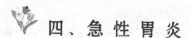

四、急性胃炎

（一）病情分析

急性胃炎主要是物理刺激、化学刺激和生物刺激所致。

物理性刺激是食物过于粗糙、过硬、生冷或过烫。

化学性刺激则可能来自烟草、白酒、浓茶、咖啡、化学药物等。

食用了被细菌或细菌所产生的毒素污染了的食物，常常可以引起急性胃肠炎，即食物中毒。细菌或细菌所产生的毒素都属于生物性刺激。

急性胃炎的症状，常因病因不同而差异很大，食物中毒，大都有腹部剧痛、绞痛及恶心、呕吐、水样腹泻等症状，严重时还有畏寒、发热、脱水、酸中毒、休克等症状。因酗酒、食用生、冷、硬、烫食物引起的急性胃炎有时也有腹部剧痛、不思饮食、恶心、呕吐等症状，但一般较食物中毒的症状轻得多，经服药后多能迅速缓解或痊愈。

（二）合理地选用药物

西药

多潘立酮（吗丁啉）、山莨菪碱、溴丙胺太林、雷尼替丁、枸橼酸铋钾片、硫糖铝、铝碳酸镁、氢氯化铝凝胶、三硅酸镁、复方氢氧化铝等药物可供选择。

中成药

可选用柴胡舒肝丸、香砂枳术丸、养胃舒胶囊、气滞胃痛冲剂、胃苏冲剂、木香顺气丸、香砂养胃丸、温胃舒胶囊、加味保和丸、香砂平胃颗粒等药物。

（三）患者的科学护理

1. 注意饮食卫生，生熟食品用具一定分开。

2. 卧床休息，避免食用剧烈刺激性的食物及生冷不易消化的食物，暂时选用流食，如牛奶、稀粥等。

3. 夏季的食物，不宜在室温中放置过久，应及时放入冰箱；冰箱存放的隔日食品，需加热后再食用。

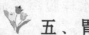

五、胃和食管反流

（一）病情分析

胃和食管反流，是指胃内容物反流入食管。

正常人有时因过饱打嗝会有食管反流，但由于食管功能正常，这种反流比较短暂并会迅速消失，并不致造成危害。病态时，过频繁的反流常有烧灼不适（烧心）及食管疼痛，口中酸苦味等症状，反流物因含胃酸会引起食管黏膜损害，严重时可造成食管炎，甚至溃疡。

（二）合理地选用药物

西药

可选用多潘立酮（吗丁啉）、莫沙必利、依托必利、西咪替丁（甲氰咪胍）、雷尼替丁、法莫替丁、硫糖铝、铝碳酸镁、氢氧化铝、三硅酸镁、枸橼酸铋钾片等药品，每种药品有不同的作用原理，也有不同的适应证和禁忌证，请按照说明书使用或遵医嘱使用。

中成药

香砂养胃丸、气滞胃痛冲剂、胃苏冲剂、木香顺气丸、加味保和丸、柴胡舒肝丸、香砂平胃颗粒、加味左金丸、温胃舒胶囊等均可选用。

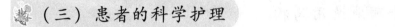

（三）患者的科学护理

1. 避免餐后立即卧床，晚饭后不应再进食，临睡前不饮水。

2. 可抬高床头 15 厘米左右，左上右下侧卧姿势睡眠，使胃内容物不易反流。

3. 忌烟酒及刺激性食物（如辣椒、胡椒、咖啡等），适当控制每餐食量并且少食含脂肪多的食物。

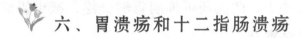

六、胃溃疡和十二指肠溃疡

（一）病情分析

胃溃疡和十二指肠溃疡是最常见的消化溃疡。

这两种溃疡的症状常表现为上腹部反复发作的规律性疼痛，疼痛的性质和程度因人而异，可表现为饥饿样不适感、针刺样疼痛、烧灼样疼痛、胀痛、钻心痛等。除腹痛外，还伴有腹胀、嗳气、反酸、胃灼热、恶心、呕吐等症状。

胃溃疡、十二指肠溃疡的疼痛方式又不一样。十二指肠溃疡疼痛，多在晨起或早饭后 2~3 小时开始，午饭后缓解，下午 15~16 时又痛，晚饭后缓解，故也称为空腹痛；疼痛也可发生在睡前或午夜，又称之为夜间痛；胃溃疡的腹痛多在饭后 0.5~2 小时出现，至下一餐前消失，午夜痛极罕见。

（二）合理地选用药物

西药

根据溃疡病的发病机理，胃溃疡目前一般采取三联疗法（抑制胃酸分泌的药物+胃黏膜保护剂+抗菌药物），十二指肠溃疡治疗方法类同。

1. 奥美拉唑（洛赛克）、雷贝拉唑、泮托拉唑、尼扎替丁、雷尼替丁、法莫替丁，此类药可抑制胃酸分泌，减少胃酸对溃疡面的刺激，促进溃疡愈合。

2. 氢氧化铝凝胶、硫糖铝、铝碳酸镁、铋剂（如枸橼酸铋）等，此类药可以保护胃黏膜。

3. 阿莫西林、克拉霉素、甲硝唑等抗菌药物，主要目的是根治幽门螺旋杆菌。

中成药

木香顺气丸、胃得安片、胃苏冲剂、加味保和丸、香砂枳术丸、柴胡舒肝丸、加味左金丸、温胃舒胶囊、气滞胃痛冲剂等可供选用。

（三）患者的科学护理

1. 精神因素对溃疡病病情影响很大，因此，必须控制自己的情感，安排好生活。

2. 进餐必须定时定量，不可过饱过饥，要细嚼慢咽，避免暴饮暴食。还要避免食用过热、过冷、过于粗糙、过硬、过酸和有刺激性的食物，少吃腌制食物和油炸食品。

3．注意营养，要保证足量的蛋白质和维生素（特别是维生素C）。

4．禁烟、酒、浓茶和咖啡。

5．治疗要彻底，切勿自行停药。

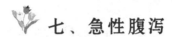

七、急性腹泻

（一）病情分析

急性腹泻最常见的两种类型是感染性腹泻和过敏性腹泻。

感染性腹泻是因为食用了受污染的食物和水，其中以食物传播为主，病原体是细菌、病毒或寄生虫等。

过敏性腹泻又称功能性腹泻，发生人数略少于感染性腹泻。如内地人到海滨旅游，食用了海产品，有的人极为敏感，稍多食，即可发生腹泻；有的人则是食用了不大新鲜的海产品（其中含有较多的组氨酸），而发生腹泻。

（二）合理地选用药物

西药

小檗碱（黄连素）、次碳酸铋、药用炭、鞣酸蛋白、双八面体蒙脱石（蒙脱石散、思密达）、地芬诺酯、复方樟脑酊等。治疗急性腹泻时，还应注意纠正脱水（可同时服用口服补液盐）。

抗菌药物需要在医生指导下应用。

❀ 中成药

香连丸、藿香正气水、葛根芩连片、加味保和丸等。

（三）患者的科学护理

1. 注意饮食卫生，避免食用不洁食品和不新鲜的海产品。

2. 适当地保暖并卧床休息。

3. 口服补液盐，调节水、电解质的平衡，防治急性腹泻所致的脱水。

🌷 八、便　秘

（一）病情分析

便秘指每周排便少于3次，或排便经常感到困难。长期便秘的人，面色昏黯、臃肿，呈现出一种异常的病态面容。

（二）合理地选用药物

❀ 西药

开塞露、甘油栓、乳果糖（又名半乳糖苷果糖）、硫酸镁、比沙可啶、羧甲基纤维素等药物。

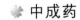 中成药

麻仁丸　麻仁润肠丸　五仁润肠丸、车前番泻复合颗粒等药物也可选用。

（三）科学护理与调理

1. 努力养成定时的每日 1~2 次的排便习惯。如每日早餐后 5~10 分钟定时、准时如厕，即使有时排不出，也要养成定时如厕的习惯，每天坚持 30 分钟，日久天长就会形成条件反射，到时就有便意。

2. 如果经常有大便嵌塞时，要先用生理盐水 200ml 清洁洗肠，1 日 1~2 次，共 3 天。清肠后，每日服乳果糖糖浆 15~30ml，使自己形成每日 1~2 次的排便习惯，此方法不可常用。

3. 要多进食一些富含不易消化的粗纤维食物，食物不宜过精。含粗纤维较多的粮食有麦麸、糙米、玉米面等；蔬菜有芹菜、豆芽菜、韭菜、茄子、萝卜等；水果有香蕉、苹果等。

4. 患有严重高血压、冠心病的人，实在排不出大便时，要及时使用开塞露或甘油栓并去医院诊治。防止排便时用力过猛，腹腔压力突然过大而发生心脑血管意外。

九、中　暑

（一）病情分析

天气炎热时容易发生中暑，尤其是较长时间在烈日下暴晒时。

中暑是一种综合病症，常见的有头昏、头晕、口渴、大量出汗、全身乏力、颜面潮红、心慌、脉搏加快、体温升高、虚脱等症状。

患者中暑严重时有的会出现大汗不止、面色苍白、四肢抽搐、全身疼痛等症状，甚至会昏倒、不省人事。

（二）合理地选用药物

西药

口服补液盐防止脱水、虚脱。

中成药

可选用藿香正气水、仁丹、清凉油、十滴水等药物，还可冲服凉茶。

（三）患者的科学护理

1. 将患者移至阴凉通风处，静卧休息，解开衣扣和裤带散热，用毛巾浸凉水冷敷头额部，为患者扇凉风并按摩四肢。可能时，给以凉茶或含盐的清凉饮料，也可喂凉茶同时喂食一些小咸菜。

2. 改善环境，降温通风。

3. 重手法推拿人中、合谷、内关等穴位（人中穴位于鼻唇沟的中点；合谷穴大体位于大拇指与食指间的虎口处；内关穴位于前臂正中，据手腕两指处）。

4. 避免在高温下工作或生活时间过长。高温作业者略感头昏，即时去阴凉处避暑、喝凉茶，并食用含盐食物。

第三节　外（皮肤）科常见病的合理用药和科学护理

一、风疙瘩（荨麻疹）

（一）病情分析

风疙瘩，也称为风疹块，医学术语叫做荨麻疹。它可发生于任何年龄，突然在皮肤等处出现浅红色或黄白色的风团块，大小不等，有剧烈的瘙痒，迅速大面积出现，也会迅速消退（2～24小时），是一种局限性的水肿性皮疹。荨麻疹是一种过敏性疾病，消退后不会一般留下瘢痕。

发病的原因很多，有一半以上患者找不到具体原因。有时被冷风吹了一下，就会发病；有时因吸入了花粉、动物皮毛，尘螨、挥发性化学药物等引起；有时因为食用了虾、蟹、鱼、蛋等食物而发生；也会因为使用了某些药物而发生，如青霉素、磺胺类、阿司匹林等。

若出现荨麻疹同时出现恶心、呕吐、腹痛、腹泻、憋气、咽喉堵塞、胸闷、呼吸困难、面色苍白等任一症状时，需到医院及时就诊。

（二）合理地选用药物

❀西药

可单独应用氯苯那敏（扑尔敏）、异丙嗪、苯海拉明、阿伐斯汀、西替利嗪、咪唑斯丁、氯雷他定、依巴斯汀、氮卓斯汀、地氯雷他定等药物；也可联合使用西咪替丁、雷尼替丁、法莫替丁等药物。激素与免疫抑制剂类药物一般用于严重或病情反复的患者，但为二线药物，不做为常规使用。

❀中成药

防风通圣丸、当归苦参丸、肤痒冲剂等。

（三）科学护理与调理

1. 首先要去除病因，避免诱发因素。

2. 避免冷热、阳光、剧烈摩擦等刺激，以免病情加剧。

3. 出现了荨麻疹，往往会剧痒，可使用一些含酚的炉甘石洗剂涂搽止痒，一日数次，切忌过度抓挠，以免抓破后造成感染。

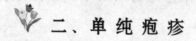

二、单纯疱疹

（一）病情的分析判断

单纯疱疹俗称为热疹子，常常与风寒感冒、肺炎等发热疾病同时发作，也可以在妇女月经期或在人体抵抗力低下时发生，好发部位是口周、面颊或阴部，皮疹为孤立的成群小疱，周围潮红，有灼热感及轻度疼痛。

（二）合理地选用药物

1. 碘甘油或碘伏外搽，1日多次。

2. 用阿昔洛韦霜，局部涂搽，1日数次。也可用阿昔洛韦眼药水滴在薄片棉花上蘸湿后局部外敷，1日2次。

3. 酞丁安乳膏涂搽，1日数次。

（三）患者的科学护理

尽力使创面保持干燥，忌用凡士林和由它制成的油性软膏厚涂。

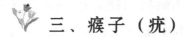

三、瘊子（疣）

（一）病情的分析判断

疣俗称瘊子，常见有扁平疣、传染性软疣及寻常疣等，都是由病毒感染引起的。

1. 扁平疣多发于儿童和青年的面部和手背，为圆形、多角形或不规则的扁平状且较硬的实质性丘疹，高于皮肤，颜色为浅棕，有时发亮。如果不小心用手抠掉，在抠去的周边又新发一串新疣，这是扁平疣的特点。

2. 传染性软疣俗称"水瘊子"，有接触传染性，大小如小米粒或绿豆，为圆形且高于皮肤的丘疹，表面有光泽，中心有一个小坑下陷，有的还有小白点，用镊子挤压，可以挤出一个白色奶酪状物。多分散在胸、背、腰、腹等处，也可出现在颜面、颈和四肢，极少有瘙痒感。

3. 寻常疣常称为"刺瘊"，多发于手足背或趾背。色为灰白，大小如黄豆或蚕豆，呈半球状鼓出，表面呈花蕊或菜花样突起，质硬。患者多有小外伤史，如不及时治疗，肿块将迅速扩大，寻常疣应当速去医院诊治。

（二）合理地选用药物

1. 扁平疣用阿昔洛韦或酞丁安软膏外搽，1 日 2~3 次。

2. 传染性软疣先用碘伏涂搽，用消毒镊子夹住瘊子的底部，用力夹，并上提，将整个疣体挤出然后再涂上碘伏。如疣未除尽，再发新疹，可再用此法挤除，直至治愈为止。

（三）患者的科学护理

扁平疣的病程较长，彻底积极的自我治疗是关键。本病有传染性，故必须隔离，脸盆和毛巾要分开用。此外，不得用手去抠挖，以免扁平疣不断扩大。

传染性软疣也要注意隔离，以防传染。

寻常疣如自我治疗，易发生感染，并且常常因治疗不彻底而复发，故应去医院诊治。

四、皮　炎

（一）病情分析

皮炎为皮肤科常见病，种类很多，本书主要介绍接触性皮炎和神经性皮炎两种。

人接触了某些外界物质后，接触部位的皮肤和黏膜处出现了边界分明的红肿、丘疹、水疱等急性炎性反应，这就是接触性皮炎。接触性皮炎有两种：一种接触性毒性皮炎，接触的时间越长病情越重，致病物质为强酸、强碱或动物毒素；另一种叫接触性敏感性皮炎，与人体过敏有关，所接触的外来物质的毒性不大，刺激性也不强，少数人接触后，经过 4～20 天潜伏期，再次接触这种物质即可发病。这些物质包括动物皮毛、花粉、染料、农药、橡胶、塑料、含镍、铬的制品和化妆品中的某些化学物质等。

神经性皮炎是一种成人常见的瘙痒性皮肤病，多在搔抓后皮肤变厚，有点像牛皮癣，但界限清楚，无鳞屑。早期皮损为淡红色，以后局部有色素沉着，好发于颈周、肘后、臀部及小腿侧，剧烈瘙痒是其特点。

神经性皮炎发病原因一般认为是与神经因素有关。情绪激动、工作过度紧张、忧愁焦虑、频繁抑郁不安等，均可诱发本病。

开始时局部发痒，抓搔后出现粟粒大小密集的扁平丘疹，呈淡红色，皮纹加深，逐渐融合成片，皮肤明显苔藓化，厚硬似皮革，剧痒，越痒越抓，越抓越厚，不易治愈，常呈对称分布。使人心烦不安，甚至可致失眠，原有失眠者可加重。

（二）合理地选用药物

接触性皮炎：

1. 首先要把致敏物质从皮肤上彻底清除掉。如系碱性物质，可用食醋冲洗；如系酸性物质，可用1%～2%碳酸氢钠液冲洗。如无上述溶液，也应赶快用冷水或生理盐水冲洗。

2. 如为单纯性红斑（是过敏，不是毒性物质所致），可外用曲安西龙或曲安奈德软膏或乳膏涂搽，一日数次，曲安奈德又名去炎舒松、曲安缩松，比曲安西龙作用略强，作用也比较持久。还可选用氢化可的松软膏，一日数次外搽，它除了用于过敏性接触性皮炎外，也可用于脂溢性皮炎及瘙痒症。

3. 如皮损处水肿明显，甚至还有水疱、糜烂、渗出，可用中药青木香、栀子各15g，煎汤200ml，用纱布、棉块浸润后湿敷，一日数次，疗效极佳。

神经性皮炎：

1. 面积不大的可外贴肤疾宁胶布。

2. 外用曲安奈德、氢化可的松软膏或乳膏，较厚者加用尿素霜（乳膏），一日数次。

3. 氢化可的松皮炎膜（气雾剂），可每日喷1次或隔日喷涂1次。

（三）患者的科学护理

因人体过敏而出现的接触性皮炎，其敏感将持续多年。因此，患者要尽力避免接触该致敏原，以免引起复发。

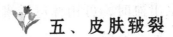

五、皮肤皲裂

（一）病情分析

皮肤皲裂也叫龟裂，为冬季常见的皮肤疾患。手掌和脚跟等处无皮脂，当活动张力过大时，更易引起皲裂。如果裂缝过深过大时，就有可能造成裂口见血或鲜血直流，非常疼痛。

常见的皮肤皲裂，大体原因如下：

1. 经常接触酒精、汽油及石灰等碱性物质，使皮脂大量丢失而发生皲裂。

2. 由于经常受水分浸渍，使角质油脂丢失而干燥皲裂，干性皮肤更易发生（多见于家庭主妇）。

3. 各种炎症所导致的角质增生，如慢性湿疹、手脚癣等。

4. 先天性皮肤干燥者，手脚无汗、少汗者，极易发生皮肤皲裂。

（二）合理地选用药物

1. 因皮肤过于干燥所致者，可首选硅霜，也可涂凡士林、羊毛脂、愈裂霜（可任选其一）。中成药中的愈裂贴膏（胶布）也可选用。

2.由慢性湿疹所引起的皲裂，可外贴肤疾宁胶布。

3.因手脚癣所致者，可外涂环吡酮胺霜、克霉唑霜、咪康唑霜、联苯苄唑霜，任选其一。

4.皲裂较深，甚至出血时，可用林可霉素软膏、红霉素软膏或四环素可的松膏，选一种外涂后，包扎伤口。

（三）科学护理与调理

1.清洗手脚后，要记住及时擦干，并涂上硅霜或凡士林或羊毛脂。

2.要避免接触一些能溶解脂肪的物质，如酒精、汽油、苯、碱性物质（如石灰等）。必须接触时，要注意防护（如戴上乳胶手套等）。

3.积极治疗原发病。

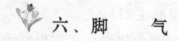

六、脚　气

（一）病情分析

脚气，俗称"香港脚"，医学术语为脚癣，由真菌感染引发。症状为脚趾间起水疱、脱皮或皮肤发白湿软，也可能是糜烂或皮肤增厚、粗糙、开裂，可蔓延至脚底及脚背边缘，剧痒，必须抓破为止。故常伴有继发感染，以致局部化脓、红肿、疼痛，腹股沟淋巴结肿大，甚至形成小腿丹毒及蜂窝织炎。由于用手抓痒处，常传染至手而发生手癣（鹅掌风），真菌在指（趾）甲上生长，则成甲癣（灰指甲）。

（二）合理地选用药物

1. 外用环吡酮胺（环利）软膏涂抹，1日2次。同时涂擦维生素 B_6 乳膏（霜）或交替使用。

外用霜剂还有特比萘芬霜、咪康唑霜和联苯苄唑霜；外用软膏该有杨酸膏、复方苯甲酸软膏、复方十一烯酸膏，任选其一即可。

3. 如有感染，可用中成药如意金黄散调水外敷或涂以三黄膏加内服小败毒膏。也可用红霉素膏、四环素可的松膏外涂于局部。

4. 用侧柏叶250g、醋500g煮沸冷却后浸泡患处（洗脚），1日2次，每次10~20分钟。

（三）患者的科学护理

脚癣并不难治，但不易根除，用药贵在坚持。治疗直到皮肤不再变白，正常光滑了，还要坚持上药或泡脚1~2周，才算治愈。

真菌喜爱潮湿温暖的环境，夏季天热多汗，穿胶鞋、尼龙袜者更为真菌提供了发展的温床，故夏天应穿棉袜、透气鞋。

脚癣是一种常见的接触传染病，会因共用脸盆、脚盆、脚巾、面巾、拖鞋等用品而不断传播。应注意个人卫生，避免交叉感染。

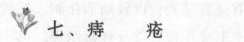

七、痔　疮

（一）病情分析

痔疮其实不能算是疮，是一种肛门部的慢性疾患，是直肠下端黏膜下或肛门缘皮下的血管，由于淤血、曲张而形成的静脉团块。发病率很高，有"十人九痔"之说。

（二）合理地选用药物

1. 肛门温药水坐浴：1∶3000 高锰酸钾液（必须充分搅匀后呈均匀的紫红色）或 1∶1000 苯扎溴铵（新洁尔灭）液或 0.1% 依沙吖啶（利凡诺）液，可任选其一，每次坚持 15～20 分钟。

2. 发炎疼痛时，可用大黄、地榆各 30g，芒硝 50g，煎水坐浴。中成药有痔疮外洗药，为散剂，混于水中供外洗用。坐浴或外洗后，可用痔疮膏（如马应龙麝香痔疮膏）挤出后外涂，然后卧床休息。疼痛较重者，可涂以 5% 苯佐卡因膏或 1% 达克罗宁霜。也可用中成药槐角丸、地榆槐角丸或泻毒散。

同时有便秘可服中成药麻仁丸、麻仁润肠丸、苁蓉通便口服液，均可选用，任选其一。

（三）科学护理与调理

1. 养成良好的生活习惯，每天定时大便一次。不酗酒和食用辛辣等刺激性食物。

2.积极地治疗能引起痔疮的各种慢性病，如便秘、肝硬化、盆腔疾患、排尿困难、老年慢性支气管炎、哮喘等。

3.适当的轻微运动和锻炼，如散步、打太极拳等。

第四节 五官科常见病的合理用药和科学护理

一、针眼（眼睑炎）

（一）病情的分析判断

"针眼"，也称麦粒肿，医学术语叫睑腺炎。人的眼睫毛根部有腺体，当微生物侵入后，这些腺体就会发炎，出现红、肿、热、痛等发炎症状。这时摸起来会有一个硬结，几天后红肿范围扩大，眼睑边缘出现一个麦粒大小的黄橙色小脓肿，这就是麦粒肿。

（二）合理地选用药物

1. 用湿的热毛巾敷患处，每次20~30分钟，1日2~3次。可促进血液循环，缓解症状。

2. 滴眼药水，用氯霉素眼药水，每次1~2滴，1日3~5次。

3. 红霉素眼膏，临睡前涂1次。涂眼膏时，必须挤涂在眼睑下面，待其慢慢液化后发挥作用。

4. 五黄膏，主要用于治疗针眼及眼部疖肿。

（三）科学护理与调理

1. 严防挤压病变部位。

2. 如果麦粒肿自行破溃，也不可挤压，要用棉签擦去脓液，同时局部涂以红霉素眼膏。

3. 讲究个人卫生，保持清洁，不用不清洁的毛巾擦眼。积极治疗慢性结膜炎及沙眼，不可自己拔除眼睫毛。

二、红眼病（急性结膜炎）

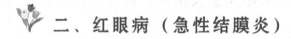

（一）病情的分析判断

急性结膜炎，俗称"红眼病"。患病时眼内感到有异物磨痛、灼热，眼内有黏稠浆液，常将眼糊住，眼睛也越来越红，2~4 天后，眼皮肿胀，若将眼皮上翻，可以看到充血、水肿及粗糙不平的黏膜，表面有浆液或脓液。早晨起床时有眼屎（粪）将眼皮和睫毛黏敷住（可用湿毛巾湿润后拭去）。

（二）合理地选用药物

1. 眼粪多时，用温热的生理盐水反复冲洗眼睛。

2. 局部用氯霉素眼药水滴眼，每次 1~2 滴，1 日 3~4 次。每晚临睡前，用红霉素眼膏涂眼，认真地涂匀，并用干净棉球轻轻按揉 2~3 分钟。

3. 还可服用明目上清片、杞菊地黄丸、明目地黄丸。

（三）科学护理与调理

1. 千万不可用纱布盖眼，以免分泌物引流不畅，局部温度增高（纱布覆盖）也能加重病情。

2. 注意隔离患者接触过的水、毛巾、脸盆、手帕、玩具等。痊愈后，除各种用具要注意灭菌外，被褥、枕巾都应注意洗烫晾晒，以防传染。

3. 注意不用手揉眼。

三、沙 眼

（一）病情分析

沙眼是常见的眼病，是由微生物衣原体侵犯结膜所引起，病程缓慢，男女老幼均可患病。沙眼时则眼内有摩擦感，有时迎风流泪或怕强光，发痒，不时出现眼粪。翻开眼皮，可见睑结膜呈弥漫性充血，血管模糊不清，结膜上出现乳头或滤泡。乳头指在睑结膜上有舌头表面那样粗糙不平的外观。滤泡指睑结膜（眼皮）上的一些隆起、浑浊、大小不一的小疱。

（二）合理地选用药物

1. 用利福平眼药水、酞丁安眼药水或新霉素眼药水，每次 1～2 滴，每 4～6 小时 1 次。

2. 临睡前，涂以红霉素眼膏或清凉眼药膏。要涂布均匀，涂后，用棉球按摩轻揉 3 分钟，使之充分发挥作用。

沙眼是一个慢性病，上述治疗，必须坚持 10～12 周。

3. 还可服用明目上清片、杞菊地黄丸、明目地黄丸。

（三）科学护理与调理

1. 沙眼的传染性很强，被患者污染的用具均可传染，要注意隔离和患者用品的灭菌消毒。

2. 养成不用手揉眼的习惯。注意卫生，每人的毛巾、手帕、脸盆要专用，注意室内通风，常洗烫晒毛巾，以预防沙眼。

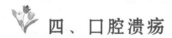

四、口腔溃疡

（一）病情的分析判断

口腔中反复发作的溃疡有多种，其中以复发性阿弗他溃疡为最常见。发病时口腔中反复发生的圆形或椭圆形、浅而小的溃疡。

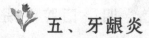（二）合理地选用药物

1. 外涂四环素可的松眼膏，或将苯海拉明或酮替芬片研成细末，涂于患处，1 日数次。

2. 口含，甲硝唑片或度米芬片，1 日口含 4~6 片。

3. 含漱，复方硼砂含漱液或西比氯铵含漱液，含漱其溶液，1 日 4~6 次。

4. 外用中成药，取少量冰硼咽喉散、冰矾清毒生肌散，撒敷患处，1 日 2~3 次。

（三）科学护理与调理

本病系自身免疫性疾病，当抵抗力低下时易发作，应积极予以治疗原发病，同时注意休息，保持口腔卫生，补充适量维生素，以减少复发，力求能痊愈。

五、牙龈炎

（一）病情分析

人的牙龈是一个娇嫩的黏膜，唾液中的钙盐很容易沉积在这些地方，形成牙垢或牙石，牙垢和牙石容易堆积牙菌斑，结果导致慢性牙龈炎，出现红、肿、溃烂、出血等症状。本病病程长，可持续多年。

（二）合理地选用药物

洁治术彻底清除菌斑和牙石。

1. 用棉签蘸浸 3% 过氧化氢溶液（双氧水），涂搽牙龈缘，见有气泡形成，即用温水漱口。然后涂以 2% 碘甘油或碘伏。每日 3 次，直至牙龈痊愈为止。

2. 甲硝唑片、西地碘片、度米芬含片，可任选其一。

3. 含漱，复方硼砂含漱液或西比氯铵含漱液，1 日 4~6 次。

（三）科学护理与调理

1. 到口腔科由医生及时清除口腔内的牙垢和牙石，但切忌自己用刀去刮，以免造成伤害。

2. 患病后，用生理盐水或药物含漱液漱口，漱时要紧闭口腔，用双颊及唇、舌，充分活动漱口液，使其反复冲击牙隙等处食物残渣，然后吐出。

3. 养成好的咀嚼习惯，慢慢咀嚼，既可促进消化液分泌，利于食物充分消化，又可促进循环，有利于牙周组织的健康。改掉单侧咀嚼的不良习惯。

4. 早晚叩齿，上下用力叩敲数十次，有改善循环，促进牙龈组织新陈代谢的作用。

5. 正确刷牙，不论前后都要竖着刷，并在每个部位坚持数十次，早晚各刷一次，彻底清除缝隙中的菌斑和残留物。

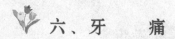

六、牙　痛

（一）病情的分析判断

"牙疼不是病，疼起真要命"，能引起牙痛的疾病很多，口腔疾病更常见。口腔疾病可分为牙本质过敏、牙龈充血、牙龈炎、根尖炎、牙周炎、牙周脓肿、牙槽脓肿、冠周炎、冠周脓肿等。

（二）如何合理地选用药物

1. 牙龈充血，可口服止痛片，针刺或按压合谷穴以缓解疼痛。

2. 牙龈炎、根尖炎多系龋齿所引起，要先将龋齿洞里的污物排出，然后放入一个浸有碘甘油或碘伏的棉球，同时口服止痛片，针刺或按压合谷穴止痛。

3. 牙周炎、冠周炎，多为胀痛，以 3% 过氧化氢溶液（双氧水）搽洗牙龈，去除污物。漱口后，涂以碘甘油。口服消炎药和止痛片，并针刺或按压合谷穴止痛。

（三）科学护理与调理

牙周脓肿、牙槽脓肿、冠周脓肿，均为局部化脓性疼痛，为暂时缓解疼痛，可用碘甘油或碘伏擦净局部后，用消毒针刺破脓肿让脓液流出，搽上双氧水后漱口，再涂上碘甘油后去医院口腔科诊治。

七、外耳道疖肿

（一）病情的分析判断

外耳道长疖子是皮肤的毛囊感染。早期症状是耳痛，有时痛得难以忍受，儿童则疼得烦躁不安、哭闹不已，甚至抓耳挠腮地大哭；张口说话或咀嚼食物时疼得更厉害；牵拉或触动耳郭会使疼痛加重；用手电照看，可见耳道口内红肿，若发病已有 3~5 天，还可以看到红肿处有脓头。

（二）如何合理地选用药物

1. 用 75% 酒精（消毒酒精）蘸湿的棉签轻轻擦拭耳道，再涂抹上 2% 碘甘油或碘伏。然后滴用滴耳油，每次 2~3 滴，1 日 3~5 次。或用红霉素眼膏涂于红肿处。

2. 口服金莲花片或穿心莲片，1 日 3~4 次。

（三）科学护理与调理

1. 游泳前，应当先去医院检查一下耳朵，看耳内是不是有"耳屎"（耵聍）存在。如有耳屎，应由医生取出。

2. 游泳时，可选用比较合适的耳塞，以防耳内进水。一旦进水，应用消毒棉签将存水拭去，并擦拭干净。

3. 不能用一些不干净的硬东西去挖耳。一旦患了耳疖，应暂停下水游泳。

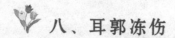

八、耳郭冻伤

（一）病情的分析判断

耳郭是我们耳朵突出的外耳部分，极易发生冻伤。①轻冻伤局部红肿发紫，有烧灼感，发痒，逐渐感到刺痛，随之在紫红色肿块皮肤上，出现了黄色水疱；水疱破裂后，表面结痂；痂表脱落后，新生的皮肤呈粉红色，发亮。若再度遇冷时此处最易于复发；②严重冻伤耳郭完全丧失知觉，可出现干性坏死，甚至耳朵冻掉一块，造成终身缺损而残疾畸形。

（二）如何合理地选用药物

1. 在室外用两个手掌轻轻地按摩两边耳郭（不可过分用力），在冷处按摩轻揉，使耳郭局部因血液循环流畅而逐渐变得温和，使冻伤的耳郭在按摩下逐渐恢复知觉。

2. 局部用冻疮膏或樟脑膏、水杨酸甲酯（冬青油）软膏或搽剂、松节油搽剂，在局部涂布，并加轻揉，1日数次，促进血液循环而使局部血流通畅。冻疮破溃者禁用。对于易冻伤的老年人，可涂肝素钠乳膏来防治。

3.中成药外用，可局部选用涂布京万红油膏、风油精、祛风油。

4.中成药内服，可用三七片或史国公药酒。

（三）科学护理与调理

1.不论冻伤轻重，千万不可立即到热的室内去烤火或用热水袋、热毛巾等突然加温，以免引起血管痉挛，而造成局部坏死。在冷处按摩轻揉，使耳郭局部逐渐变得温和并恢复知觉。

2.如果周边环境尘土多，卫生条件较差，为了防止继发感染，应口服抗菌药物3天。

九、晕车、晕船、晕机（晕动病）

（一）病情分析

晕车、晕船、晕飞机统称为晕动病。因为患者不能适应速度变化，快速运动时视觉和内耳感觉器官都受到强烈刺激，于是发生头晕、目眩、恶心、呕吐、面色苍白、出汗等症状，尤其是呕吐表现得尤为突出。

（二）合理地选用药物

❀ 西药

茶苯海明（乘晕宁）、东莨菪碱、地芬尼多等。

❀ 中成药

藿香正气水、六合定中丸、清凉油、十滴水、仁丹等。

（三）科学护理与调理

1. 晕车晕船时，可口含或服用仁丹数粒，用清凉油（或风油精）涂于两侧太阳穴表面。伴有恶心时用指尖按压合谷穴或内关穴。

2. 晕车症状较重者，应停车休息片刻。最好的办法是在乘车船前半小时服用茶苯海明片 1 片。乘车时，应坐在车中端靠窗通风处，因前边汽油味太大，车后部又过分颠簸，易于发病。倒座也易于诱发，应注意避免。

3. 乘车前，不宜过饱或过饿，适当进食，避免食用油腻或不易消化的食物。

4. 平时坚持做头部操，即头部依次向前、后、左、右侧循环运动，同时多次做原地自转动作，锻炼时要循序渐进，逐步进行。

6. 精神放松，不要有恐惧心理，乘车前可服用谷维素 2~3 片，或口含仁丹数粒。

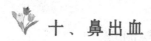 十、鼻 出 血

（一）病情分析

鼻子出血的原因很多，如儿童的鼻外伤或鼻异物，传染病的突然高热、鼻腔有疾病、血液病者和高血压患者也容易发生鼻出血。

一般鼻出血是单侧鼻腔少量多次的出血，每次出血量少于50ml。当环境过于干燥时，会因为鼻黏膜破裂而引起出血。

（二）合理地选用药物

1. 用包了冰块的毛巾敷在前额、颈侧，以促使血管收缩而止血。

2. 两手指直接压迫两侧鼻翼，稍用力压向鼻中隔，这就是压迫止血法。

3. 用复方薄荷滴鼻剂滴鼻，以保持鼻腔的湿润度，避免因过于干燥而使破损处流血。

4. 高血压患者，应同时测血压，并及时服用降压药。

5. 如出血较多，可用蘸有碘伏和2%碘甘油的吸收性明胶海绵，尽可能深地塞入出血一侧的鼻腔内。

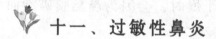（三）科学护理与调理

1. 上述各种止血法，只要认真操作，流血会逐渐减少至停止，不可操之过急。

2. 普通鼻子出血，一般都不会有太大危险，所以不必过于惊慌。止血后要注意寻找出血因素，如平时是不是有挖鼻孔的不良习惯等，应当注意改正。

十一、过敏性鼻炎

（一）病情的分析判断

过敏性鼻炎病原主要是吸入物（如灰尘、动物毛、皮屑、化学粉末、花粉等）、食物、细菌，天气、药物也可引起。症状是来得快、去得快。发作时，鼻腔发痒，连续打喷嚏，有时一连十多个，甚至几十个，接着流清鼻涕、鼻塞、头昏、头痛等。但症状大多在短时间内消退，呈阵发性发作，与感冒无关。

（二）合理地选用药物

❀ 西药

泼尼松、复方萘甲唑啉喷雾剂、丙酸倍氯米松鼻气雾剂、酮替

芬鼻吸入气雾剂、异丙嗪（非那根）、氯苯那敏（扑尔敏）、苯海拉明、色甘酸钠（咽泰）、酮替芬、东莨菪碱等。

❀ **中成药**

苍鹅鼻炎片、鼻炎康片。

（三）科学护理与调理

1. 本病是人体的一种不正常的免疫反应，目前尚无根治的特效疗法，因此，只能通过用药来减少发作和减轻症状。

2. 目前最有效的治本疗法是寻找过敏原，然后尽力避免接触这种过敏原，减少发病。

十二、急性咽炎和急性扁桃体炎

（一）病情的分析判断

急性咽炎多为金葡菌（金黄色葡萄球菌）感染所致。症状有咽痛，嗓子发干、有烧灼感。还可能有发热及全身不适，如咳嗽、嗓子发痒及颈部淋巴结肿大等。张口时可以见到咽部由于充血而明显红肿。

急性扁桃体炎病原体以溶血性链球菌为主，其他如金葡菌、肺炎球菌及病毒均可引起。症状是嗓子痛，开始为一侧，后变为双侧，有时咳嗽，因吞咽疼痛而进食困难，常有耳痛。全身症状有发热、畏寒、头痛等。张口可见到扁桃体红肿，有时有白色脓点或脓膜，颈上淋巴结增大。

两种疾病症状类似，治疗方案也有许多相同的地方，故放在一起介绍。

（二）合理地选用药物

清咽滴丸、复方鱼腥草颗粒、喉疾灵胶囊、桂林西瓜霜、清咽丸（清音丸）等，任选其一即可，以上药物都适用于两种疾病。

口含片有：银黄含片、复方草珊瑚含片等。

复含漱剂有：复方硼砂含漱液、西比氯铵含漱液，任选其一，

若伴有轻度感冒，还可选用阿司匹林、对乙酰氨基酚（扑热息痛）或两种药的其他各种制剂（如糖浆剂、肠溶片、缓释片等）。抗感冒的中成药还有：桑菊感冒片、板蓝根冲剂、双黄连口服液；小儿有小儿感冒冲剂、小儿热速清口服液、金银花露可供选用。

（三）科学护理与调理

1. 忌烟酒，忌食辛辣等刺激性食物。

2. 注意保暖防寒，谨防感冒，卧床休息，多喝水，密切观察病情变化，是否有其他症状。

十三、咽喉异物（卡鱼刺）

（一）病情的分析判断

进食时，咽部（嗓子）常常会被一些异物（如鱼刺、骨屑、蟹爪壳、瓜子皮等）卡住，患者非常难受，连喝水、咽唾液也疼痛不适，应当怎么办呢？

（二）科学的处理方法

1. 用洗净的手指或筷子伸进嘴去压住舌根部，使患者恶心呕吐，实践证明，在多数情况下，即使未形成大吐，小鱼刺等异物也就很容易地随食物一起带出来了，这种方法极其有效。

2. 用勺子压住舌头，用手电照明，检查一下异物还在不在？如吐后还在，在什么位置，有什么异常。

3. 如还未呕出，其位置又在扁桃体或舌根等咽喉前部明显可见，就可用筷子或勺子压住舌体，用另一双筷子或镊子将异物夹出。如异物较大，或异物虽小而疼痛较难忍受者，应速去医院耳鼻喉科，由医生取出。如自行处理后咽部仍有扎痛不适，吞咽唾液疼痛仍未减轻，应及时去医院耳鼻喉科检查诊治。

4. 如经上面所说的办法处理后，异物呕出，症状减轻，用盐水漱口后，口含甲硝唑片，1日4~6次。还可同时用复方硼砂含漱液或西比氯铵含漱液含漱，任选其一，1日4~6次。

（三）科学护理与调理

1. 如咽部有了异物，切不可用吃干馒头或吞咽米饭的办法，硬往下吞噎，以免使鱼刺等异物进入深处，更难处理。

2. 不可用大口喝醋的办法来除去异物，因为这是无效的。

第五节 妇科常见病的合理用药和科学护理

一、阴道炎

（一）病情的分析

常见的阴道炎有滴虫性阴道炎、真菌性阴道炎及老年性阴道炎3种。

1. 滴虫性阴道炎：由于滴虫的活动性很强，可以通过性生活、游泳池、浴池、衣物等传播，感染后有的不发病，但可以传播给他人。其症状是白带增多，且呈泡沫状，略有腥臭的异常臭味，还有外阴瘙痒及疼痛。

2. 真菌性阴道炎：多为白色念珠菌所引起，其症状是白带很黏稠，并呈白色豆腐渣或小米粒样的凝乳块，外阴奇痒。

3. 老年性阴道炎：由于更年期妇女内分泌功能缺失，阴道防御能力不足，故易于感染。其症状是白带增多，呈黄水状，严重者为脓性，有瘙痒及烧灼感，有的还有尿频、尿痛等症状。

（二）合理地选用药物和科学护理

1. 滴虫性阴道炎：阴道放入复方甲硝唑栓或替硝唑栓，也可用泡腾片；治疗期间为避免感染，应暂停性生活，丈夫也应口服甲硝唑片；内裤及洗涤用具，均应每天煮沸 3~5 分钟（甲硝唑是高效抗滴虫药，又称为灭滴灵。泡腾片可使药物深入至阴道黏膜折皱处，增强了杀灭作用）。

2. 真菌性阴道炎：每日在阴道内塞入以制霉菌素为主的泡腾片或栓剂，如制霉菌素阴道泡腾片、制霉菌素阴道栓。用 2% 小苏打（碳酸氢钠）液坐浴，每次 20 分钟，1 日 1~2 次。治疗期间，暂停性生活。

3. 老年性阴道炎：为提高阴道酸度，用食醋加 3 倍水坐浴，或用 1：5000 高锰酸钾液（充分搅匀后用）坐浴或以之冲洗阴道，1 日 1 次，连续 7~10 天。每日放入己烯雌酚片 0.5mg，连续 7~10 天。如有脓性分泌物时，涂以四环素可的松眼膏或红霉素眼膏。

二、痛　经

（一）病情的分析

女性在月经期间，由于盆腔充血，往往觉得腰部酸胀和下腹部有下坠感，这种轻微的不适，一般并不影响工作、学习和劳动。如果是下腹部除了胀外，还有比较剧烈的绞痛，并有恶心、呕吐、腹泻、甚至头晕等症状时，就算是痛经症了。

（二）合理地选用药物

❀ 西药

止痛药，如阿司匹林、对乙酰氨基酚（扑热息痛）、消炎痛、布洛芬（芬必得）等。这些药物治疗的原理是抑制激素的合成，所以要在月经来潮之前服用才有效。除上述四种药之外还有双氯芬酸（也叫双氯灭痛、凯扶兰、扶他林等），也是较常用的止痛药。

解除子宫肌肉痉挛的药物，如山莨菪碱、溴丙胺太林可任选其一，与硝苯地平同服。多种痛经，经这几种药与硝苯地平合用，均可迅速缓解。

炔诺酮片（妇康片），用于痛经及子宫内膜异位症。

中成药

下腹胀痛伴有乳房及两胁痛，月经畅通后这些症状能明显缓解的患者可选用七制香附丸、妇科得生丸或加味逍遥丸。

绞痛兼有怕冷畏寒、大便稀溏的患者，可选用艾附暖宫丸或痛经丸。

面色苍白，倦怠乏力，痛时下腹部有下坠感，月经后还连绵不断隐隐作痛的患者，可选用乌鸡白凤丸、八珍益母丸，痛经丸和元胡止痛片。

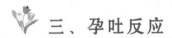

三、孕吐反应

（一）病情分析

在妊娠早期（早孕 6~8 周），一般人都有不同程度的恶心、呕吐，甚至头晕、眼花、全身无力等反应，这就叫"孕吐反应"，是由于人体内分泌改变所引起的各种全身反应，是怀孕后的正常表现，一般都不需要治疗。当妊娠过了 3 个月以后，大多数都能自行消失。

 （二）如何合理地选用药物

1. 可服用一些维生素，如维生素 B_1、维生素 B_6、维生素 C、维生素 E（每次 5～10mg）或复合维生素 B 片。可以作为辅助治疗，有利无弊。

2. 如果呕吐厉害，可选用溴丙胺太林（普鲁本辛），还可选用异丙嗪（非那根）。

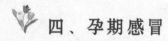 **（三）科学护理与调理**

1. 生活上要精神愉快，情绪稳定地面对怀孕，避免激动紧张和无谓的焦虑。早晨起床后最好听听音乐，看看电视或散步，在美好的环境中呼吸新鲜空气，心情愉快地开始一天的生活。

2.. 饮食上可以多吃一些咸而酸的食物。酸的食物（如水果等）是孕妇爱吃的，咸的食物可以补充呕吐所丢失的食盐。

四、孕期感冒

（一）病情的分析判断

女性怀孕以后，身体负担加大，抵抗力差，容易患感冒。

（二）如何合理地选用药物

　　轻度热伤风，多为天热时突然受凉所致，表现为轻微的流泪、流涕、鼻塞、打喷嚏等症状。只要多喝些水，注意充分休息，再服一些对乙酰氨基酚（扑热息痛）般多可迅速康复。

　　轻度风寒感冒，表现为头痛、略有发热和轻微咳嗽。可服一些对乙酰氨基酚（扑热息痛），再加服一些维生素 C，中成药双黄连口服液、板蓝根冲剂、藿香正气水。

（三）科学护理与调理

　　病毒对胎儿往往会有影响，建议孕期感冒及时去医院诊治，并到妇产科等相关科室咨询。

第三章
我的长寿小窍门

第一节　夕阳无限好，人间重晚晴

年纪大的人，生理和心理功能都会逐渐衰退。我周围的朋友——一些也上了些年纪的老年人对此深感忧虑不安。他们聊天时常说总是感到四肢疲倦，行走有困难，上下楼梯、横过马路都很吃力。由于视力、听力下降，电视很少看了，与人沟通也少了。

我是怎样做的呢？还是从三年前的一件小事说起吧。

我的重孙子小阳阳（应该是重外孙，老人一般不区分，编者注）2011 年正准备北京市的小升初选拔测验。北京小升初选拔难度听周围人说简直比高考还要难，因为每家重点中学考试自成体系，有考奥数的（奥林匹克数学竞赛）、有考华数的（华罗庚数学竞赛）、有考英语的（剑桥英语）、有考古诗词与语文的，内容五花八门。你想上哪家学校就得参加谁的考试，而考试想考高分几乎必须得上相应的辅导班。

有一个星期六的中午，我正在小憩，迷迷糊糊听见小阳阳正和他的妈妈小声嘀咕，"这到底该怎么答啊？"

"你仔细想想，小点声，别吵着老祖（指作者，北京人对曾祖父母辈的称呼）。"

"我不会，老师给的答案又啰哩啰唆，我背不下来。"小阳阳说道。

"你这孩子，明天就考试了，背不下来，到时候你怎么办？"小阳阳的妈妈说道。

"我问我爸爸吧，他不是今天回来吗？"

"你爸爸的飞机晚点了，回来都大半夜了！还有什么用？"

"那我现在去给他打电话。"

电话不一会儿打通了，一番问候之后，小阳阳直奔主题"爸，老师今天留了一个怪题。内容是我的爷爷正在过 80 大寿，我给爷爷背了一句诗'夕阳无限好'做贺词，没想到爷爷却说'夕阳无限好，只是近黄昏'，然后心情就开始沮丧起来了。问我应该怎样劝爷爷？"

"你怎么回答啊？"电话那头传来小阳阳爸爸的声音。

"我不会。"

"卷子上没有答案吗？"

"答案有，太长了。主要是让我对爷爷讲他原来多么辛劳，为全家做了什么贡献，为社会做了什么贡献……，一大堆。"小阳阳说。

"这个答案确实不好。"小阳阳的爸爸说。

"啰哩啰唆。"小阳阳的妈妈说道。

"这是一方面，老婆。最主要的是一个孩子能正确评价和指出自己爷爷的功绩都有什么吗？答案的逻辑不合常理。"

"那该怎么回答？"小阳阳的妈妈问道。

"我跟儿子直接说吧，"小阳阳的爸爸说道，"小伙子，你知道夕阳无限好的全诗吗？"

"知道，李商隐的《登乐游原》。向晚意不适，驱车登古原，夕阳无限好，只是近黄昏。"小阳阳答道。

"让我想一想，是有点难。好，有答案了！还是用李商隐的诗。小伙子，记住了，有两句诗很不错，天意怜幽草，人间重晚晴。"

人间重晚晴！

我的孙女女婿无意间说出了我的心声！

我们这一代人，过去都吃过不少苦，现在退休了。拿着退休金，儿女孝顺，子孙满堂，生活开心。还有比这更幸福的事吗？

有人问过我，什么是人生？

我没有仔细考虑过，也答不好。我只是认为人生就是一个过程，人生就是一种体验，人生就是生活。生是自己的权利，活是自己的义务。我们不仅为自己活着，还要为亲人活着，为社会活着。

人生的重要意义就在于促进社会的进步和发展，没有生命，哪里还有发展。因此奉劝那些上了年纪的人们，即使您重病缠身，也不要唉声叹气，得病会痛苦，但怕有什么用，怕，病就会好吗？只要顺其自然，既来之则安之，甜也乐，苦也乐，健也乐，病也乐，您的生活才更充实。乐的是我们的生命依然存在，存在就是胜利。

内心快乐是长寿的根本！

第二节　过午不食，量出为入

退休前，我是一名妇产科的护士，每天工作量比较大，一天除三餐外，值班时往往还要加点夜宵。后来我退休了，一下子闲了起来，每天的活动量急剧下降，身体热量消耗的少多了。

由于工作性质的原因，我原来的饮食很不规律，经常饥一顿，饱一顿，胡乱凑合些。咋一闲下来，正好赶上改革开放，商品、食物品种多了起来，许多东西不用自己动手，连山西的名小吃——拨鱼儿北京也能买到了。

饮食的品种和数量一上来，我的体重一下子长了五六斤，走路都觉得有点喘，感觉也不对劲。仔细想了想，根据我掌握的医学知识，作息与生活规律的人，每天消耗的能量基本固定的，如果吃入的食物过多（所含热量过高），消化吸收后的热量没完全消耗掉，就容易变成脂肪。如此下去，人就会越来越胖，高血脂、高血压、高血糖可能随后而至，必然加重身体脏器的负担，对健康非常不利，所以我们要控制每天的实物量。

当护士时由于吃饭时间紧张，若是不加班，晚上我经常喝点粥，来点小咸菜不吃主食。慢慢的我又恢复了原来的习惯。现在生活提高了，我一般只是早上和中午吃正餐，晚上不喝粥了，只喝点牛奶或吃点水果。

过午不食并不适用于所有人，但自我控制适用于所有的人，现

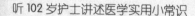

在生活条件越来越好了，每个人更应该适当控制饮食，尤其是老年人，更应该把体重控制在合理范围内，不胖不瘦，这样身体才能更健康。

北京协和医院名医推介

北京协和医院简介

北京协和医院是集医疗、教学、科研于一体的大型三级甲等综合医院，是卫生部指定的全国疑难重症诊治指导中心，也是最早承担高干保健和外宾医疗任务的医院之一，以学科齐全、技术力量雄厚、特色专科突出、多学科综合优势强大享誉海内外。北京协和医院在中国最佳医院排行榜中连续名列榜首。

北京协和医院建成于1921年，由美国洛克菲勒基金会创办。目前，医院共有2个院区、总建筑面积53万平方米，在职职工4000余名、两院院士5人、临床和医技科室53个、国家临床重点专科21个、国家级重点学科20个、博士点16个、硕士点26个、国家级继续医学教育基地6个、二级学科住院医师培养基地15个、三级学科专科医师培养基地15个，开放住院床位2000余张，单日最高门诊量约1.3万人次、年出院病人约7.2万人次。

90多年来，协和人以执着的医志、高尚的医德、精湛的医术和严谨的学风书写了辉煌的历史，今天的协和人正为打造"国际知名、国内一流"医院的目标而继续努力。

（北京协和医院名医推介，排名不分前后）

消化内科

钱家鸣：消化内科主任　教授　主任医师　博士研究生导师

擅长炎症性肠病（溃疡性结肠炎、克隆恩病）、胰腺癌、胰腺炎、肠易激综合征等疑难杂症

朱　峰：内科学系副主任　消化内科副主任　主任医师　教授　硕士研究生导师

擅长炎症性肠病、自身免疫性肝病、消化系统疾病的临床营养和小肠疾病的诊治

杨爱明：消化内科副主任　教授　主任医师　硕士研究生导师

擅长食管胃底静脉曲张、胃早期癌、胆石症、胰腺癌、慢性胰腺炎、胆管癌、ERCP、超声内镜、内镜下微创治疗

鲁重美：主任医师　教授　博士研究生导师

擅长胃、结肠疾病，胰胆疾病，胃肠心理疾病

孙　钢：主任医师　教授　硕士研究生导师

擅长反流性食管炎、消化性溃疡、炎症性肠病、肝硬化、脂肪肝、胰腺炎、嗜酸性胃肠炎、蛋白丢失性胃肠病、小肠淋巴管扩张症、自身免疫性肝病

贝　濂：主任医师　教授

擅长诊治慢性腹泻、吸收不良综合征、消化性溃疡、慢性胃炎及幽门螺杆菌感染等

麦灿荣：主任医师

擅长消化内镜诊治技术，如电子胃镜、电子结肠镜、逆行胰胆管造影、腹腔镜等

方秀才：主任医师　教授　硕士研究生导师

擅长功能性消化不良、便秘、肠易激综合征、胃食管反流病、假性肠梗阻、炎症性肠病、腹痛、消化道出血

王莉瑛：主任医师　教授

擅长胃炎、胰腺炎、早期胃癌、溃疡性结肠炎、反流性食管炎、消化性溃疡、脂肪肝、肠易激综合征等

李景南：主任医师、教授、博士研究生导师

擅长结肠癌的筛查和预防、炎症性肠病、结肠息肉的预防和治疗、急慢性胰腺炎

风湿免疫科

唐福林：教授　主任医师

擅长诊治系统性红斑狼疮、干燥综合征、类风湿关节炎、脊柱关节病、系统性血管炎等各种风湿免疫病

于孟学：教授　研究员

擅长诊治系统性红斑狼疮、干燥综合征、类风湿关节炎、脊柱关节病、系统性血管炎等各种风湿免疫病

张奉春：内科学系主任　风湿免疫科主任　教授　主任医师　博士研究生导师

擅长诊治系统性红斑狼疮、干燥综合征、类风湿关节炎、脊柱关节病、系统性血管炎等各种风湿免疫病

曾小峰：风湿免疫科副主任　教授　主任医师　博士研究生导师

擅长诊治系统性红斑狼疮、干燥综合征、类风湿关节炎、

脊柱关节病、系统性血管炎等各种风湿免疫病

赵　岩：风湿免疫科副主任　教授　主任医师　博士研究生导师

擅长系统性红斑狼疮、类风湿关节炎、干燥综合征、强直性脊柱炎等风湿免疫病的诊疗

曾学军：普通内科主任　内科学系副主任　教授　主任医师　博士研究生导师

擅长诊治系统性红斑狼疮、干燥综合征、类风湿关节炎、脊柱关节病、系统性血管炎等各种风湿免疫病

张　烜：教授　主任医师　博士研究生导师

擅长诊治系统性红斑狼疮、类风湿关节炎、结缔组织病、免疫性肝病、间质性肺炎等各种风湿免疫病

田新平：教授　主任医师　博士研究生导师

擅长诊治系统性红斑狼疮、干燥综合征、类风湿关节炎、脊柱关节病、系统性血管炎等各种风湿免疫病

张　文：主任医师　教授　博士研究生导师

擅长诊治系统性红斑狼疮、干燥综合征、类风湿关节炎、脊柱关节病、系统性血管炎等各种风湿免疫病

李梦涛：教授　主任医师　硕士研究生导师

擅长诊治系统性红斑狼疮、干燥综合征、类风湿关节炎、脊柱关节病、系统性血管炎、系统性硬化症（硬皮病）、皮肌炎，结缔组织病相关肺动脉高压等各种风湿免疫病

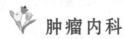

肿瘤内科

陈书长：教授　主任医师　硕士研究生导师

擅长肿瘤化疗和生物治疗，对老年有合并症的肿瘤患者实施个体化治疗和骨髓增生异常综合征的诊断治疗有独到见解

白春梅：肿瘤内科主任　教授　主任医师　博士研究生导师
消化系统肿瘤的个体化治疗及综合治疗

🌷 神经内科

崔丽英：神经科主任　主任医师　教授　博士研究生导师
擅长运动神经元病、周围神经病、重症肌无力、肌病等神经系统疑难病症

吴立文：主任医师　教授　博士研究生导师
擅长癫痫及各种发作性疾患、难治性癫痫术前评估及术后随诊

高　山：主任医师　教授　硕士研究生导师
擅长脑卒中（脑血栓）、脑动脉狭窄、脑动脉粥样硬化、头晕、眩晕

高　晶：主任医师　教授　硕士研究生导师
神经系统疾病专长，如白质脑病、认知障碍、痴呆、非肿瘤脑神经病理以及脑血管病

万新华：主任医师　教授　博士研究生导师
神经系统疾病专长，如帕金森、肌张力障碍、震颤、舞蹈病、不宁腿、抽动症

李舜伟：教授

擅长脑血管病、意识障碍、睡眠障碍、头痛、头晕的诊断与治疗

王长华：主任医师　教授

擅长神经科常见脑血管病等

刘秀琴：教授

擅长不同类型的癫痫及癫痫综合征的诊治，难治性癫痫的药物治疗和术前评估及临床脑电图

张振馨：教授

擅长语言障碍、神经流行病学，并且是帕金森病及痴呆领域的学科带头人

曹玉珍：主任医师

擅长脑血管病、焦虑、抑郁

刘明生：主任医师

擅长运动神经元病，周围神经和肌肉疾病

变态反应科

张宏誉：主任医师，教授

擅长于各种过敏性疾病的诊治，特别是外源性哮喘、阿司匹林性哮喘、季节性过敏性鼻炎（花粉症）常年性过敏性鼻炎、皮肤变态反应、药物变态反应、遗传性血管性水肿及食物过敏等

方尹佳：变态反应科主任　教授　主任医师　博士研究生导师

各种过敏性疾病疑难病症的诊治、尤其擅长过敏性哮喘、

花粉症、过敏性鼻炎、过敏性休克、食物过敏、药物过敏和荨麻疹的病因学诊断与治疗

🌸 心内科

朱文玲：主任医师　教授

擅长内科及心内科复杂、危重病例的诊治

方　全：心内科主任　主任医师　教授　博士研究生导师

擅长心律失常起搏、心衰和复杂心肌疾病的诊治

严晓伟：心内科副主任　教授　主任医师　博士研究生导师

擅长各种心血管病危险因子（高血压、脂质代谢异常、糖尿病等）的防治、心力衰竭诊治、血栓栓塞性疾病的抗凝和抗血小板治疗、动脉粥样硬化心脑血管病的一级预防和二级预防以及全身性疾病累及心脏的诊治等

🌸 肾内科

李学旺：主任医师　教授　博士研究生导师

擅长各种原发和继发肾小球疾病和血液净化技术，特别是狼疮性肾炎、难治性肾病综合征、急性肾衰竭的诊治

郑法雷：主任医师　教授　博士研究生导师

擅长主治急慢性肾脏病，尤其是慢性肾功损害及并发症、肾小管间质肾病、药物性肾病、高血压肾病及肾小球病变等

黄庆元：主任医师　教授

擅长各种肾脏病疑难重症诊治，原发、继发性肾脏疾病，急慢性肾衰竭、肾小管间质疾病、肾血管疾病等。

沈亚瑾：主任医师　教授

对肾脏病的诊治尤为擅长，利用肾脏病的新进展来解决肾脏病的疑难病症

康子琦：主任医师　教授

擅长中西医结合治疗慢性肾脏病，特别是慢性肾衰竭

李雪梅：肾内科主任　主任医师　教授　博士研究生导师

擅长各种肾小球与肾小管间质疾病及慢性肾衰竭的诊断与治疗，对疑难危重急性肾衰有一定的诊治经验

李　航：肾内科副主任　主任医师　教授　硕士研究生导师

擅长难治性肾病综合征、IgA肾病、狼疮性肾炎等疾病的治疗

李明喜：肾内科副主任　主任医师　教授

擅长诊断和治疗肾脏病对各种急慢性肾脏疾病，尤其是对糖尿病肾病、血液透析及肾移植的内科问题等有较深的认识

陈丽萌：主任医师　教授　硕士研究生导师

擅长肾病综合征、继发性肾病、血液净化、腹膜透析治疗

感染内科

邓国华：教授　主任医师

擅长发热待查、感染病、各种肝病等

李太生：感染内科主任　教授　主任医师　博士研究生导师

擅长发热待查和各种感染性疾病的诊治

刘晓清：感染内科副主任　教授　主任医师　硕士研究生导师

擅长发热性疾病诊断与鉴别诊断，各种感染性疾病诊治，尤其是肝炎、结核病、复杂疑难感染及抗微生物药物选择与应用

刘正印：教授　主任医师　硕士研究生导师

擅长于各种感染性疾病疑难杂症诊治，尤其是各种复杂的细菌性感染和真菌感染的诊治

呼吸内科

肖　毅：呼吸内科主任　教授　主任医师　硕士研究生导师

擅长各种呼吸系统疾病，特别是睡眠呼吸疾病

陆慰萱：主任医师　教授

擅长呼吸系统疑难病、哮喘、咳嗽、气短、咯血和肺血管病的诊治

林耀广：主任医师　教授

擅长各种呼吸系统疑难病

蔡柏蔷：主任医师　博士研究生导师

擅长各种呼吸系统疑难病，特别是慢性阻塞性肺病和哮喘的诊治

高金明：教授　主任医师　博士研究生导师

擅长各种呼吸系统疾病，特别是气道疾病和弥漫性肺实质

病变

王京岚：主任医师　教授　硕士研究生导师

擅长各种呼吸系统疾病，特别是呼吸系统感染及重症疾病

张　力：教授　主任医师　硕士研究生导师

擅长呼吸系统疾病，特别是呼吸系统肿瘤

许文兵：主任医师　教授　硕士研究生导师

擅长各种呼吸系统疾病，特别是哮喘、慢性阻塞性肺病和肺间质病

徐作军：主任医师　教授　博士研究生导师

擅长呼吸系统疾病，重点为弥漫性间质性肺病、结节病、肺部感染等

徐凯峰：内科学系副主任　主任医师　教授　博士研究生导师

擅长呼吸系统疾病、哮喘、慢性咳嗽、肺气肿及淋巴管肌瘤病等少见病和疑难病

王孟昭：主任医师　教授　硕士研究生导师

擅长呼吸系统疾病，特别是呼吸系统肿瘤

血液内科

李蓉生：主任医师，博士研究生导师

擅长营养性贫血、红细胞疾病

武永吉：主任医师，博士研究生导师

擅长贫血、骨髓瘤、淋巴瘤、白血病

赵永强：血液内科主任　教授　主任医师　博士研究生导师

擅长出血性疾病（血友病、血小板减少等）、易栓症和血液系统肿瘤

周道斌：血液内科副主任　主任医师　教授　博士研究生导师

擅长血液系统肿瘤（白血病、骨髓瘤和淋巴瘤等）、自体及异基因造血干细胞移植

许　莹：主任医师　教授　硕士生导师

擅长贫血以及其他血液系统常见病、疑难病及危重症

王书杰：血液内科副主任　主任医师　教授　硕士生导师

擅长血液系统疾病，尤其是白血病、出血和血栓性疾病、血液肿瘤

韩　冰：主任医师　教授　硕士生导师

擅长红细胞疾病如再生障碍性贫血、阵发性睡眠性血红蛋白尿症，骨髓增生异常综合征、贫血性疾病及血液系统肿瘤

陈嘉林：主任医师　教授

擅长各种血液系统疾病的诊断和治疗，特别是贫血性疾病的诊治，以多系统受损为表现的内科疑难病的诊治，如嗜酸细胞增多症、POMES 等；内科常见病的诊断和治疗

内分泌科

白　耀：主任医师　教授

擅长内分泌和代谢性疾病

戴为信：教授　主任医师

擅长内分泌和代谢性疾病

向红丁：教授　主任医师　博士生导师　北京协和医院糖尿病中心
主任

擅长内分泌和代谢性疾病

邢小平：内分泌科主任　教授　主任医师　博士生导师

擅长内分泌和代谢性疾病

连小兰：教授　主任医师　硕士研究生导师

擅长内分泌和代谢性疾病，特别是甲状腺临床与基础研究

夏维波：内分泌科副主任　教授　主任医师　博士研究生导师

擅长内分泌和代谢性疾病

肖新华：教授　主任医师　博士研究生导师

擅长内分泌和代谢性疾病，尤以糖尿病诊治为专长

李玉秀：主任医师　硕士研究生导师

擅长内分泌和代谢性疾病

李　梅：教授　主任医师　博士研究生导师

擅长内分泌和代谢性疾病

潘　慧：教授　主任医师　硕士研究生导师

擅长内分泌和代谢性疾病

儿　科

宋红梅：儿科主任　教授　主任医师　博士研究生导师

擅长儿童疑难病的诊治，特别是小儿风湿免疫病、肾脏
病、感染性疾病以及部分遗传性疾病

鲍秀兰：教授　主任医师

擅长矮小儿童专科门诊、垂体侏儒症、新生儿行为测查及其应用、0~3 岁早期教育和窒息儿、早产儿早期干预、脑瘫、新生儿行为神经测查、小儿发育和早期教育、小儿甲状腺疾病、垂体侏儒及其他原因引起的儿童矮小症、小儿癫痫、脑瘫、20 项新生儿行为测定法（简称 NBNA）、婴儿科学健身法、早期干预促进早产儿智力发育、新生儿神经行为测定

赵时敏：教授　主任医师

擅长新生儿疾病、重症监护、先天异常、染色体病、遗传代谢病、智力低下等

魏　珉：主任医师　教授

擅长小儿内科疾病，特别是肾脏病，风湿免疫病和糖原贮积症、肝豆状核变性、肾小管酸中毒、佝偻病等遗传代谢病

丁国芳：主任医师　教授　硕士研究生导师

擅长新生儿疾病、早产儿急救和管理、新生儿黄疸的诊断和治疗、婴儿营养和喂养以及普通小儿内科疾病的诊治

王丹华：主任医师　教授　博士研究生导师

擅长早产儿营养、发育评价和早期干预指导，婴幼儿营养、生长发育和心理卫生，新生儿疾病，普通儿内科疾病

董　梅：主任医师　教授

擅长小儿胃肠道疾病（包括腹胀、腹痛、厌食、恶心、呕吐、腹泻、便秘等）及婴幼儿胃肠营养咨询

肖　娟：主任医师　教授　硕士研究生导师

　　　　擅长小儿内科疾病诊治，特别是血液系统疾病，如特发性血小板减少性紫癜、各种血友病、各型贫血、白血病、淋巴瘤等

皮肤科

李世泰：主任医师

　　　　擅长银屑病的诊断、治疗及遗传学等。性传播疾病诊断与治疗（梅毒、生殖器疱疹、衣原体感染、尖锐湿疣、淋病）

张保如：主任医师

　　　　在皮肤病理诊断方面造诣较深，尤其是黑色素瘤及基底细胞癌早期诊断和分型。主治免疫性疾病、湿疹皮炎、血管炎、黏膜性疾病、银屑病及大疱病

苑　勰：主任医师

　　　　擅长各类硬皮病及相关的免疫性疾病，影响美容疾患痤疮、酒渣鼻、化妆品皮炎等

郑和义：主任医师　教授　博士研究生导师

　　　　擅长尖锐湿疣、衣原体感染、疱疹等性传播疾病及皮炎、湿疹、荨麻疹、银屑病等

晋红中：皮肤科副主任　主任医师　教授　博士研究生导师

　　　　擅长红斑狼疮、皮肌炎、大疱性疾病、血管炎、银屑病等免疫性疾病、血管瘤、太田痣、性传播疾病的诊治和皮肤

病理

孙秋宁：皮肤科主任　教授　主任医师　博士研究生导师

擅长免疫性皮肤病，如系统性及局限性硬皮病、湿疹、皮炎等；感染性皮肤病，包括真菌、细菌及病毒感染、甲真菌病等

姜国调：主任医师　教授

擅长色素性皮肤病（太田痣、文身、雀斑）、过敏性皮肤病（湿疹、皮炎）等皮肤病的诊治

刘跃华：主任医师　教授　博士研究生导师

擅长大疱病、皮肤血管炎、红斑狼疮、皮肌炎等免疫性皮肤病，以及皮肤肿瘤的早期诊断和治疗（尤其是对皮肤 T 细胞淋巴瘤）

马东来：主任医师　教授　博士研究生导师

擅长色素性皮肤病（尤其是白癜风、太田痣）、皮肤肿瘤、皮肤血管炎、各种少见疑难皮肤病的诊治和皮肤病理

王宏伟：主任医师　硕士研究生导师

擅长白癜风、痤疮、脂溢性角化（老年斑）、黑变病、太田痣、光敏感性疾病的诊治，以及皮肤病的激光治疗

外　科

赵玉沛：中国科学院院士　教授　主任医师　博士研究生导师

基本外科各种疾病的诊治，擅长胰腺、胆道、胃肠、甲状腺疾病，尤其擅长胰腺疾病的外科诊治

邱辉忠：基本外科主任　教授　主任医师　硕士研究生导师

基本外科各种疾病诊治，擅长胃肠疾病尤其是结肠和直肠疾病的诊治，尤其擅长经肛门内镜下微创结直肠肿瘤的切除

何小东：基本外科副主任　教授　主任医师　硕士研究生导师

基本外科各种疾病的诊治，擅长肝胆、甲状腺疾病尤其是肝胆疾病的外科诊治

于健春：基本外科副主任　教授　主任医师　博士研究生导师

擅长胃肠道肿瘤、炎性肠病、消化道瘘的诊治，肠内肠外营养治疗及微创手术治疗，以及甲状腺良恶性疾病等

廖　泉：外科学系副主任　主任医师　教授　博士研究生导师

擅长胰腺、胆道、甲状腺疾病尤其是胰腺疾病的外科诊治

张建希：教授　主任医师

擅长胆道外科，在协和医院最早开展了 PTC、PTBD、经皮经肝门静脉造影（用于壶腹周围癌的鉴别诊断）等技术

蔡力行：主任医师　教授

基本外科各种疾病的诊治，擅长胰腺、胆道、胃肠、甲状腺疾病尤其是胰腺疾病的外科诊治

张思源：教授　主任医师

基本外科各种疾病的诊治，擅长胃肠道疾病、甲状腺疾病的诊治

张振寰：教授

擅长消化器官外科手术，是协和医院最早开展腹腔镜胆囊切除手术者之一。对胆管癌、先天性胆总管囊肿、肝内胆

管结石、胆囊结石、胆管损伤的外科治疗具有丰富的临床经验，对外科感染、胃癌的外科治疗进行了多年临床研究，曾开展胃癌中西医综合治疗的临床研究

蒋朱明：基本外科主任医师　教授

擅长基本外科疾病（如胃肠外科、门脉高压、甲状腺等）诊疗，肠道功能障碍的综合治疗，复杂脏器功能障碍时的肠外肠内营养补充、支持、治疗

高维生：主任医师　教授

基本外科各种疾病的诊治；擅长门静脉高压、胃肠、甲状腺疾病尤其是胃肠、甲状腺疾病的诊治

郑朝纪：主任医师　教授

擅长胆道疾病，甲状腺疾病，胃肠道疾病，腹膜后肿瘤等

张太平：基本外科副主任　教授　主任医师　博士研究生导师

擅长胰腺、胆道、甲状腺疾病尤其是胰腺疾病的外科诊治

肖　毅：教授　主任医师　硕士研究生导师

擅长胃肠疾病尤其是结肠和直肠疾病的诊治

曲　强：主任医师　教授　硕士研究生导师

擅长基本外科各种疾病，尤其是肝胆外科疾病的诊治

戴梦华：教授　主任医师　博士研究生导师

擅长胰腺癌、腹腔镜肝胆胰腺疾病、上消化道的微创手术、胰腺、胆道、胃肠道和腹膜后肿瘤、肝胆胰腺疾病、上消化道肿瘤的腹腔镜微创治疗

康维明：主任医师　硕士研究生导师

擅长胃肠道疾病：胃癌、结直肠癌、间质肿瘤微创治疗、

炎性肠病；腹腔镜手术：肥胖症及糖尿病手术治疗、胆囊；甲状腺疾病及肠内肠外营养治疗：PEG、PEJ 微创置管

李秉璐：主任医师、教授

专业特长为肝胆外科、胃肠外科、甲状腺外科、腹膜后肿瘤

刘跃武：教授　主任医师　硕士研究生导师

擅长甲状腺和胃肠疾病，尤其是甲状腺疾病的外科诊治

吴　斌：主任医师　硕士研究生导师

擅长结直肠肿瘤的开腹和腔镜手术治疗方面

陈亭苑：主任医师　教授

擅长基本外科各种疾病的诊治

骨　科

邱贵兴：中国工程院院士　教授　主任医师　博士研究生导师

擅长脊柱、关节常见病及疑难病与骨质疏松症的诊治

王以朋：北京协和医院副院长　教授　主任医师　博士研究生导师

擅长脊柱、关节、骨质疏松，尤其擅长特发性/先天性脊柱畸形、腰椎滑脱、腰椎管狭窄等腰椎退变的诊断和手术治疗

翁习生：骨科主任　教授　主任医师　博士研究生导师

擅长骨关节炎、类风湿关节炎、强直性脊柱炎、血友病性关节炎、骨骼畸形及股骨头坏死的诊治和各种关节置换术

林　进：骨科副主任　教授　主任医师　硕士研究生导师

在骨科常见、多发疾病及疑难、罕见疾病的诊断和治疗方面具有丰富而独到的临床经验。重点：各种膝、髋、踝、肘、肩及小关节疾病——畸形矫正、关节置换等

张保中：骨科副主任　教授　主任医师　硕士研究生导师

擅长四肢骨折、四肢骨肿瘤的诊治，尤其是复杂骨折以及外固定架治疗

沈建雄：骨科副主任　教授　主任医师　博士研究生导师

擅长脊柱侧弯和退变性疾病的手术和术后功能重建

仉建国：教授　主任医师　博士研究生导师

擅长脊柱外科，尤其擅长各种脊柱畸形（脊柱侧凸、后凸、半椎体畸形、强直性脊柱炎）和脊柱肿瘤的诊治

田　野：教授　主任医师　硕士研究生导师

擅长上颈椎及颈胸交界处疾病，包括枕颈畸形、外伤脱、常见颈椎病、颈椎不稳定、骨折、肿瘤、颈胸畸形侧弯、后凸矫形等临床治疗

赵　宏：教授　主任医师　硕士研究生导师

擅长脊柱外科各种疾病的诊治，特别在脊柱侧弯的治疗

胡建华：教授　主任医师　硕士研究生导师

擅长脊柱外科，擅长各种颈椎病及腰椎疾病的诊治

金　今：教授　主任医师

擅长各种骨关节疾病（骨关节炎　类风湿关节炎　股骨头坏死　强直性脊柱炎等）、四肢畸形、肢体肿瘤、骨质疏松等疾病的诊治

徐恩常：主任医师

擅长脊柱及四肢骨关节退变性疾病的诊治，脊柱动力平衡治疗（KKT）

任玉珠：主任医师　教授

对骨科常见病、多发病及疑难危重病症的诊治有丰富的临床经验，特别对人工关节置换、脊柱疾病及畸形、骨及关节感染有较深入的研究

赵　宇：教授　主任医师　硕士研究生导师

擅长脊柱侧凸、后凸，胸腰椎退变性疾病（椎间盘突出，椎管狭窄，腰椎滑脱等），脊柱肿瘤、骨质疏松等各种脊柱疾病

泌尿外科

李汉忠：泌尿外科主任　外科学系常务副主任　主任医师　教授　博士研究生导师

擅长肾上腺外科、泌尿男生殖肿瘤、前列腺增生、肾移植、尿路结石等疑难疾病诊治，在嗜铬细胞瘤诊治和腹腔镜手术技术上临床经验非常丰富

纪志刚：泌尿外科副主任　教授　主任医师　博士研究生导师

擅长泌尿系肿瘤、泌尿系疾病的微创治疗、肾脏移植

毛全宗：教授　主任医师　硕士研究生导师

擅长泌尿生殖系肿瘤、梗阻性疾病、结石、先天畸形以及前列腺增生等疾病的诊治，在泌尿外科腹腔镜、内镜手术

方面有专长

李宏军：教授　主任医师　博士研究生导师

擅长辅助生殖技术、男性不育症的诊治、慢性前列腺炎、阳痿、早泄与不射精症的治疗，尤其是男性更年期综合征的诊断与治疗

王惠君：主任医师　教授　硕士研究生导师

擅长泌尿系结石的诊治、泌尿系肿瘤的诊治、肾上腺疾病的诊治、肾移植、微创外科手术治疗、各种电切手术治疗等

荣　石：教授　主任医师　硕士研究生导师

擅长肾上腺疾病的诊断和外科治疗、泌尿系统肿瘤的综合治疗、前列腺疾病的诊断和系统治疗以及腔内泌尿外科等

石冰冰：教授　主任医师　博士研究生导师

擅长泌尿系肿瘤、结石、肾上腺外科疾病诊治及泌尿内镜技术等

严维刚：泌尿外科副主任　教授　主任医师　硕士研究生导师

擅长各种泌尿系统疾病的诊断治疗，尤其擅长肾上腺疾病、前列腺癌的治疗、泌尿外科腹腔镜手术及内腔镜微创手术

神经外科

王任直：神经外科主任　教授　主任医师　博士研究生导师

擅长神经系统各种常见疾病、疑难疾病的诊断和外科治

疗，尤其对于垂体腺瘤、颅咽管瘤及脑血管病有着丰富的治疗经验

任祖渊：教授　主任医师

擅长颅脑肿瘤、颅脑外伤、脑血管病和椎管内疾病的外科治疗和功能神经外科等疾病的诊治，尤其擅长垂体腺瘤的综合治疗

杨　义：教授　主任医师　硕士研究生导师

擅长颅内肿瘤的显微外科手术治疗，尤其是垂体腺瘤、颅咽管瘤、听神经瘤、脑膜瘤的手术治疗

马文斌：神经外科副主任　教授　主任医师　硕士研究生导师

恶性胶质瘤的综合治疗，对恶性胶质瘤/转移瘤的化疗，分子靶向治疗，耐药复发及基因治疗研究有较深入研究；在微创神经外科领域，开展影像引导下–术中电生理检测下–唤醒麻醉下重要皮层及白质纤维束功能区病变切除，并对多模式影像学融合（如 PET/CT，fMRI，MRI，CT）神经导航有专长

李永宁：主任医师　教授　硕士研究生导师

擅长各种颅脑肿瘤、脊髓与脊柱疾病、面肌痉挛、三叉神经痛的治疗

幸　兵：主任医师　教授　硕士研究生导师

擅长颅脑肿瘤的诊治，尤其对各种类型的垂体腺瘤的综合治疗有较丰富的经验；小儿神经外科疾病的诊断和处理，包括颅咽管瘤、髓母细胞瘤等小儿颅脑肿瘤；小儿脊柱侧弯合并栓系综合征、脊膜膨出、脊髓脂肪瘤、脑积水、蛛

网膜囊肿等小儿常见病的诊治

🌸 血管外科

刘昌伟：血管外科主任　教授　主任医师　博士研究生导师
擅长手术和微创介入技术治疗腹主动脉瘤、主动脉夹层、下肢动脉硬化闭塞症和颈动脉狭窄等动脉血管疾病

李拥军：血管外科副主任　教授　主任医师　博士研究生导师
擅长动脉硬化闭塞症、颅外血管病变、主动脉瘤、主动脉夹层、静脉血栓等的外科、介入和药物治疗

郑月宏：教授　主任医师　博士研究生导师
擅长动脉瘤病因和外周动脉、静脉疾病的手术、介入治疗

🌸 乳腺外科

黄汉源：教授　主任医师
擅长乳腺癌的早期诊断、手术治疗和术后综合治疗以及各类乳腺良性疾病的诊断和治疗

孙　强：乳腺外科主任　教授　主任医师　博士研究生导师
擅长乳腺癌的早期诊断、手术治疗和术后综合治疗以及各类乳腺良性疾病的诊断和治疗

🌸 肝脏外科

钟守先：主任医师　教授

擅长腹部外科良恶性疾病，尤其擅长肝胆胰外科及疑难杂症的诊治

桑新亭：肝脏外科副主任　教授　主任医师　硕士研究生导师

擅长肝胆系统良恶性疾病，疑难杂症的诊治

毛一雷：教授　主任医师　博士研究生导师

擅长肝胆外科疾病以及治疗腹部外科复杂、疑难病例

🌷 妇产科

郎景和：中国工程院院士　教授　主任医师　博士研究生导师

擅长子宫内膜异位症、生殖道畸形的诊治，妇科肿瘤、疑难妇科疾病的诊治

向　阳：妇产科副主任　教授　主任医师　博士研究生导师

擅长于各种妇科肿瘤的诊断与手术治疗、腹腔镜技术的应用，对妇科肿瘤的化疗尤其是滋养细胞肿瘤的化疗具有丰富的临床经验

刘俊涛：妇产科副主任　教授　主任医师　博士研究生导师

擅长产科危急重症的诊治、遗传咨询、绒毛活检、羊水穿刺和脐静脉穿刺等常用产前诊断技术、胎儿镜技术

朱　兰：妇产科副主任　教授　主任医师　博士研究生导师

擅长妇科内镜、生殖道畸形以及盆腔脏器脱垂、尿失禁

潘凌亚：妇产科副主任　教授　主任医师　博士研究生导师

擅长妇科肿瘤，如卵巢癌、宫颈癌、子宫内膜癌

郁　琦：妇产科副主任　教授　主任医师　博士研究生导师

擅长不育、绝经、多囊卵巢综合征、各种妇科内分泌疾病

边旭明：教授　主任医师　博士研究生导师

擅长高危妊娠、妊娠期糖尿病、产前诊断

张以文：教授　主任医师

擅长于女性各种月经疾病、青春发育异常、性发育异常、更年期及绝经相关问题及女性不育症的诊治

林守清：教授　主任医师

擅长诊治妇科内分泌失调相关疾患，诸如青春发育异常、各类月经紊乱、功能失调性不孕以及更年期问题

杨剑秋：教授　主任医师

对高危孕产妇，各种产科并发症及内外科合并症、难产等有独特的临床处理方法

范光升：教授　主任医师　博士研究生导师

擅长计划生育相关疾病

孙大为：教授　主任医师　硕士研究生导师

擅长妇科肿瘤及子宫内膜异位症等妇科良性疾病，在妇科影像学及介入治疗，妇科腹腔镜等方面有较深的造诣

黄惠芳：教授　主任医师

擅长妇科肿瘤

沈　铿：妇产科学系常务副主任　教授　主任医师　博士研究生导师

擅长处理病情复杂，手术难度大的病例，尤其对卵巢癌、宫颈癌和小儿妇科肿瘤的诊断和治疗具有很深的造诣

杨佳欣：教授　主任医师　博士研究生导师

多年从事妇科肿瘤专业，对卵巢癌、卵巢恶性生殖细胞肿瘤、子宫颈癌、子宫内膜癌等妇科恶性肿瘤具有丰富的诊治经验，重点致力于妇科恶性肿瘤保留生育功能、幼少女及青少年妇科肿瘤的研究

冯凤芝：教授　主任医师　硕士研究生导师

擅长妇科肿瘤的诊断、手术治疗，尤其是对滋养细胞肿瘤的诊断、鉴别诊断和化疗有丰富的经验

高劲松：教授　主任医师　硕士研究生导师

擅长围产保健，产科合并症及并发症的处理、产前诊断技术（羊水穿刺、绒毛活检等）

谭先杰：教授　主任医师　博士研究生导师

擅长妇科良恶性肿瘤的诊治

金　力：教授　主任医师　博士研究生导师

擅长不孕、优生优育、孕前咨询、HPV 感染和宫颈病变以及生殖道感染等各种妇科及计划生育手术及宫腔镜、腹腔镜等微创手术

朱燕宁：教授　主任医师

处理妇产科常见病多发病经验丰富，对子宫颈炎症、癌前病变、子宫颈癌等临床诊治路径、检查手段、处理原则、病理变化有较深入的研究；对子宫肌瘤、卵巢肿瘤、子宫内膜增生性病变-癌前病变-癌、卵巢癌等疾病临床处置及手术技术娴熟准确，经验丰富；恶性肿瘤术后化疗选择恰当，随诊、治疗评估有较丰富临床经验

徐蕴华：教授　主任医师

擅长高危妊娠，妊娠合并甲状腺疾病

陈　蓉：主任医师

擅长各种常见妇科内分泌疾病的诊治，包括绝经相关疾病、月经异常、不孕不育、性发育异常等，擅长宫、腹腔镜手术

盖铭英：教授　主任医师

擅长高危妊娠，孕前咨询

田秦杰：教授　主任医师　博士研究生导师

擅长外生殖器畸形、性早熟与发育迟缓、月经紊乱、闭经、多囊卵巢综合征、高泌乳素血症、不育的诊断处理和宫、腹腔镜手术，子宫肌瘤、卵巢囊肿和子宫内膜异位症的腹腔镜手术，更年期治疗、绝经后激素补充治疗

何方方：教授　主任医师　硕士研究生导师

擅长妇科内分泌临床和不育症的治疗

黄荣丽：教授　主任医师

擅长妇科手术

孙爱军：教授　主任医师　博士研究生导师

妇科内分泌专业，专长为不育诊断与手术治疗，绝经相关疾病，月经疾病处理，性发育异常疾病，特别是不育及妇科相关手术

刘珠凤：教授　主任医师　硕士研究生导师

对妇科常见病、疑难重症、急诊病人的诊断和治疗有较丰富的临床经验，擅长妇科妇式、阴式、腹腔镜等各类手术

刘欣燕：教授　主任医师　硕士研究生导师

擅长妇科习惯性流产和不育、计划生育疑难重症的诊治及宫腹腔镜等微创手术

徐　苓：教授　主任医师　博士研究生导师

擅长为女性一生各阶段妇科内分泌疾病的诊治

樊庆泊：教授　主任医师　硕士研究生导师

擅长妇科良性肿瘤、女性生殖道畸形、外阴非瘤样病变的诊治，微创手术等

万希润：教授　主任医师　硕士研究生导师

擅长滋养细胞疾病、葡萄胎、绒癌

史宏晖：教授　主任医师　硕士研究生导师

擅长卵巢肿瘤、子宫肌瘤、子宫内膜异位症、不孕症、子宫脱垂、尿失禁

邓成艳：主任医师　教授　硕士研究生导师

擅长不孕、不育症、妇科内分泌疾病、多囊卵巢综合征的诊治

冷金花：博士　教授　主任医师　博士研究生导师

擅长子宫内膜异位症、子宫肌腺症以及妇科微创手术等的治疗

眼　科

董方田：眼科主任　主任医师　教授　博士研究生导师

擅长眼科疑难病诊治，尤其是玻璃体视网膜手术、黄斑病变手术及眼底病激光治疗等

叶俊杰：眼科副主任　主任医师　教授　硕士研究生导师

擅长诊治眼科疑难重症，特别是玻璃体视网膜疾病及感染性眼病的诊断、药物治疗、激光及玻璃体切割手术

钟　勇：眼科副主任　主任医师　教授　博士研究生导师

擅长复杂白内障手术治疗及疑难视神经疾病（炎症、外伤、肿瘤压迫等的诊治）

陈有信：眼科副主任　主任医师　教授　博士研究生导师

擅长老年黄斑变性、中渗、高度近视眼底病变、糖尿病视网膜病变、黄斑裂孔、黄斑前膜、黄斑水肿、玻璃体积血浑浊及其他疑难眼底疾病的手术及激光治疗，尤其是黄斑病变的诊治

赖宗白：主任医师　教授

擅长白内障手术及眼视神经疾病的诊断与治疗

李　辉：主任医师　教授　硕士研究生导师

主要研究方向为眼屈光学及眼斜、弱视专业，对青少年近视的发生、发展及甲状腺相关眼病的治疗与预防进行了相关的研究

谭　柯：主任医师　教授

擅长糖尿病视网膜病变的治疗、严重眼外伤治疗、疑难玻璃体视网膜病变及脉络膜视网膜肿瘤的手术治疗

李　莹：主任医师　教授　博士研究生导师

擅长屈光性近视手术（个性设计准分子激光近视矫正术、高度近视眼内有晶体眼晶体植入术）；各种屈光手术后并发症诊治，难治角膜病、结膜病，角膜移植手术、重症干

眼等眼表疾病；首先在协和医院开展了高度近视相关的有晶体眼屈光晶体植入手术（ICL）获得国际认证资格

张承芬：主任医师　教授

擅长诊治眼科疑难病症，激光治疗眼底病，擅长中西医结合治疗

赵家良：主任医师　教授

擅长眼科疑难病症的诊治，尤其是青光眼的诊断与治疗

刘玉华：主任医师　教授

诊治各种疑难眼病，专长：斜视、甲状腺眼病及儿童弱视、屈光不正的诊治

李静贞：主任医师　教授

普通眼科及各种疑难眼病诊治，特别是各类青光眼的诊断，治疗及各类眼前节疾病的激光治疗

张美芬：主任医师　教授　博士研究生导师

擅长葡萄膜炎的诊治及并发症的手术治疗

闵寒毅：主任医师

擅长各类白内障超声乳化手术、玻璃体切割手术和各类视网膜脱离手术，诊治多起疑难重症，完成多起眼外伤前、后节重建手术

耳鼻喉科

高志强：耳鼻喉科主任　主任医师　教授　博士研究生导师

擅长耳显微外科、耳神经外科（面神经疾病诊治）、侧颅

底外科

陈晓巍：耳鼻喉科副主任　教授　主任医师　博士研究生导师

擅长耳郭、耳道再造与先天性中耳畸形与听力重建手术、各种类型急慢性中耳炎及并发症的手术，耳部肿瘤手术

曹克利：主任医师　教授　博士研究生导师

擅长耳显微外科，耳神经外科（人工耳蜗植入手术）

李五一：主任医师　教授　硕士研究生导师

擅长睡眠呼吸疾病、咽喉和咽旁间隙微创手术拓展、嗓音外科、咽喉气管狭窄、吞咽障碍等咽喉疾病以及头颈肿瘤的诊断、鉴别诊断和治疗

彭培宏：主任医师　教授　硕士研究生导师

擅长鼻科学和鼻、眼相关外科疾病的内镜治疗

刘建汉：主任医师　教授

擅长常见病、疑难病诊治及喉功能重建

杨　华：教授　主任医师　硕士研究生导师

擅长耳鸣、耳聋、中耳炎、眩晕等耳科学领域相关疾病的诊断与治疗，以及耳显微外科与耳神经外科手术、鼻良性病变内镜手术及咽喉良性病变显微手术

吕　威：教授　主任医师　硕士研究生导师

擅长鼻腔、鼻窦炎症及肿瘤的内镜手术治疗，鼻内镜微创外科手术

户 别	非农业家庭户	户主姓名	赵桂香	
户 号		住 址		

承办人签章： 1998年 月 日 签发

常 住 人 口 登 记 卡

姓 名	赵桂香	户主或与户主关系	户主
曾 用 名		性 别	女
出 生 地	山西省榆次市	民 族	汉
籍 贯	山西省榆次市	出 生 日 期	1913年12月8日
本市(县)其他住址		宗教信仰	基督
公民身份证件编号	110102131120XXXX	身 高 150	血 型 0型
文 化 程 度	小学	婚姻状况 丧偶	兵役状况
服 务 处 所	北京市结核医院	职 业	退休
何时由何地迁来本市（县）	1956年6月8日江苏省南京市		
何时由何地迁来本址	1956年6月9日		

承办人签章： 登记日期： 1998年 月 日

自白歌

专家作者不难找
比我年长少又少
科普图书不难找
比我实用少又少
我的身影不难找
新华书店不会少
网络商城我也在
看我到底好不好